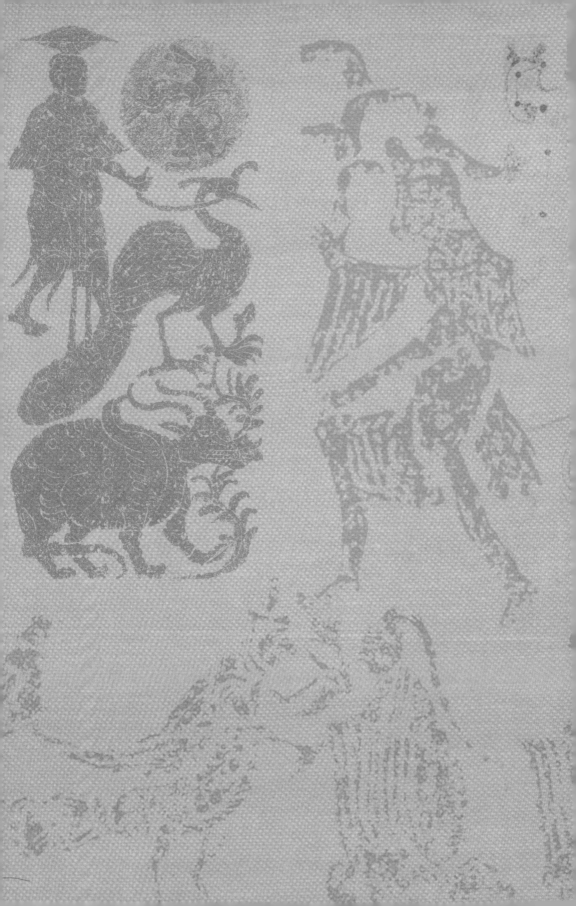

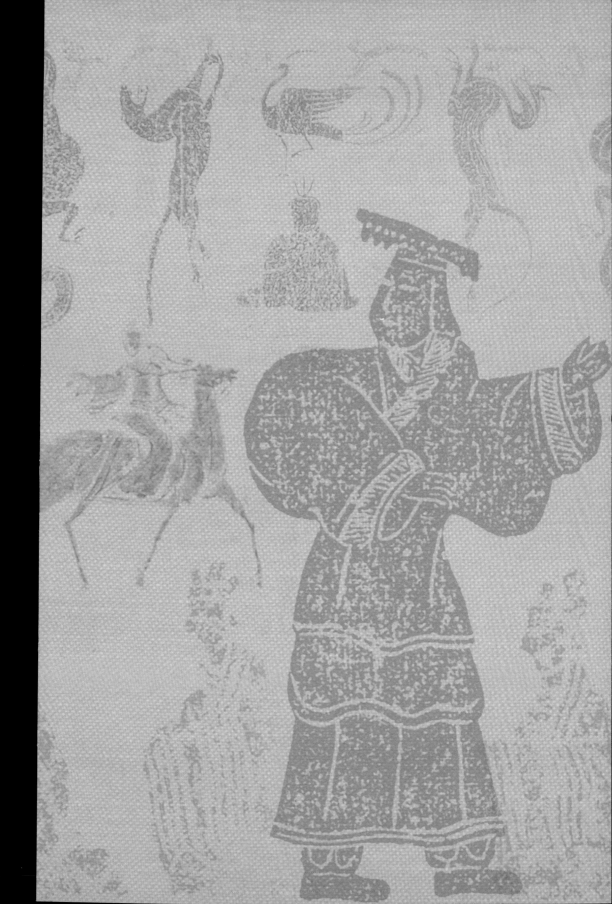

中国古医籍整理丛书

眼 科 启 明

清·邓雄勋 著

和中浚 杨 鸿 校注

中国中医药出版社

·北 京·

图书在版编目（CIP）数据

眼科启明/（清）邓雄勋著；和中浚，杨鸿校注．—北京：
中国中医药出版社，2015.1（2021.3重印）
（中国古医籍整理丛书）
ISBN 978 - 7 - 5132 - 2230 - 3

Ⅰ.①眼… Ⅱ.①邓…②和…③杨… Ⅲ.①中医五官科学 -
眼科学 - 中国 - 清代 Ⅳ.①R276.7

中国版本图书馆 CIP 数据核字（2014）第 293398 号

中 国 中 医 药 出 版 社 出 版
北京经济技术开发区科创十三街 31 号院二区 8 号楼
邮政编码 100176
传真 010 64405721
廊坊市祥丰印刷有限公司印刷
各地新华书店经销
＊
开本 710×1000 1/16 印张 10.25 字数 98 千字
2015 年 1 月第 1 版 2021 年 3 月第 2 次印刷
书 号 ISBN 978 - 7 - 5132 - 2230 - 3
＊
定价 30.00 元
网址 www.cptcm.com

国家中医药管理局
中医药古籍保护与利用能力建设项目
组织工作委员会

主 任 委 员 王国强

副 主 任 委 员 王志勇　李大宁

执 行 主 任 委 员 曹洪欣　苏钢强　王国辰　欧阳兵

执行副主任委员 李　昱　武　东　李秀明　张成博

委　　　员

各省市项目组分管领导和主要专家

（山东省）武继彪　欧阳兵　张成博　贾青顺

（江苏省）吴勉华　周仲瑛　段金廞　胡　烈

（上海市）张怀琼　季　光　严世芸　段逸山

（福建省）阮诗玮　陈立典　李灿东　纪立金

（浙江省）徐伟伟　范永升　柴可群　盛增秀

（陕西省）黄立勋　呼　燕　魏少阳　苏荣彪

（河南省）夏祖昌　刘文第　韩新峰　许敬生

（辽宁省）杨关林　康廷国　石　岩　李德新

（四川省）杨殿兴　梁繁荣　余曙光　张　毅

各项目组负责人

王振国（山东省）　王旭东（江苏省）　张如青（上海市）

李灿东（福建省）　陈勇毅（浙江省）　焦振廉（陕西省）

蔡永敏（河南省）　鞠宝兆（辽宁省）　和中浚（四川省）

项目专家组

顾　问　马继兴　张灿玾　李经纬

组　长　余瀛鳌

成　员　李致忠　钱超尘　段逸山　严世芸　鲁兆麟

郑金生　林端宜　欧阳兵　高文柱　柳长华

王振国　王旭东　崔　蒙　严季澜　黄龙祥

陈勇毅　张志清

项目办公室（组织工作委员会办公室）

主　任　王振国　王思成

副主任　王振宇　刘群峰　陈榕虎　杨振宁　朱毓梅

刘更生　华中健

成　员　陈丽娜　邱　岳　王　庆　王　鹏　王春燕

郭瑞华　宋咏梅　周　扬　范　磊　张永泰

罗海鹰　王　爽　王　捷　贺晓路　熊智波

秘　书　张丰聪

前　言

中医药古籍是传承中华优秀文化的重要载体，也是中医学传承数千年的知识宝库，凝聚着中华民族特有的精神价值、思维方法、生命理论和医疗经验，不仅对于传承中医学术具有重要的历史价值，更是现代中医药科技创新和学术进步的源头和根基。保护和利用好中医药古籍，是弘扬中国优秀传统文化、传承中医学术的必由之路，事关中医药事业发展全局。

1949 年以来，在政府的大力支持和推动下，开展了系统的中医药古籍整理研究。1958 年，国务院科学规划委员会古籍整理出版规划小组在北京成立，负责指导全国的古籍整理出版工作。1982 年，国务院古籍整理出版规划小组召开全国古籍整理出版规划会议，制定了《古籍整理出版规划（1982—1990）》，卫生部先后下达了两批 200 余种中医古籍整理任务，掀起了中医古籍整理研究的新高潮，对中医文化与学术的弘扬、传承和发展，发挥了极其重要的作用，产生了不可估量的深远影响。

2007 年《国务院办公厅关于进一步加强古籍保护工作的意见》明确提出进一步加强古籍整理、出版和研究利用，以及

"保护为主、抢救第一、合理利用、加强管理"的方针。2009年《国务院关于扶持和促进中医药事业发展的若干意见》指出，要"开展中医药古籍普查登记，建立综合信息数据库和珍贵古籍名录，加强整理、出版、研究和利用"。《中医药创新发展规划纲要（2006—2020）》强调继承与创新并重，推动中医药传承与创新发展。

2003~2010年，国家财政多次立项支持中国中医科学院开展针对性中医药古籍抢救保护工作，在中国中医科学院图书馆设立全国唯一的行业古籍保护中心，影印抢救濒危珍本、孤本中医古籍1640余种；整理发布《中国中医古籍总目》；遴选351种孤本收入《中医古籍孤本大全》影印出版；开展了海外中医古籍目录调研和孤本回归工作，收集了11个国家和2个地区137个图书馆的240余种书目，基本摸清流失海外的中医古籍现状，确定国内失传的中医药古籍共有220种，复制出版海外所藏中医药古籍133种。2010年，国家财政部、国家中医药管理局设立"中医药古籍保护与利用能力建设项目"，资助整理400余种中医药古籍，并着眼于加强中医药古籍保护和研究机构建设，培养中医古籍整理研究的后备人才，全面提高中医药古籍保护与利用能力。

在此，国家中医药管理局成立了中医药古籍保护和利用专家组和项目办公室，专家组负责项目指导、咨询、质量把关，项目办公室负责实施过程的统筹协调。专家组成员对古籍整理研究具有丰富的经验，有的专家从事古籍整理研究长达70余年，深知中医药古籍整理研究的重要性、艰巨性与复杂性，履行职责认真务实。专家组从书目确定、版本选择、点校、注释等各方面，为项目实施提供了强有力的专业指导。老一辈专家的学术水平和智慧，是项目成功的重要保证。项目承担单位山东中医药大学、南京中医药大学、上海中医药大学、福建中医药大学、浙江省中医药研究院、陕西省中医药研究院、河南省中医药研究院、辽宁中医药大学、成都中医药大学及所在省市中医药管理部门精心组织，充分发挥区域间互补协作的优势，并得到承担项目出版工作的中国中医药出版社大力配合，全面推进中医药古籍保护与利用网络体系的构建和人才队伍建设，使一批有志于中医学术传承与古籍整理工作的人才凝聚在一起，研究队伍日益壮大，研究水平不断提高。

本着"抢救、保护、发掘、利用"的理念，该项目重点选择近60年未曾出版的重要古医籍，综合考虑所选古籍的保护价值、学术价值和实用价值。400余种中医药古籍涵盖了医经、基础理论、诊法、伤寒金匮、温病、本草、方书、内科、外科、女科、儿科、伤科、眼科、咽喉口齿、针灸推拿、养生、医案医话医论、医史、临证综合等门类，跨越唐、宋、金元、明以迄清末。全部古籍均按照项目办公室组织完成的行业标准《中医古籍整理规范》及《中医药古籍整理细则》进行整理校注，绝大多数中医药古籍是第一次校注出版，一批孤本、稿本、抄本更是首次整理面世。对一些重要学术问题的研究成果，则集中收录于各书的"校注说明"或"校注后记"中。

"既出书又出人"是本项目追求的目标。近年来，中医药古籍整理工作形势严峻，老一辈逐渐退出，新一代普遍存在整理研究古籍的经验不足、专业思想不坚定等问题，使中医古籍整理面临人才流失严重、青黄不接的局面。通过本项目实施，搭建平台，完善机制，培养队伍，提升能力，经过近5年的建设，锻炼了一批优秀人才，老中青三代齐聚一堂，有效地稳定了研究队伍，为中医药古籍整理工作的开展和中医文化与学术的传承提供必备的知识和人才储备。

本项目的实施与《中国古医籍整理丛书》的出版，对于加强中医药古籍文献研究队伍建设、建立古籍研究平台，提高古籍整理水平均具有积极的推动作用，对弘扬我国优秀传统文化，推进中医药继承创新，进一步发挥中医药服务民众的养生保健与防病治病作用将产生深远影响。

第九届、第十届全国人大常委会副委员长许嘉璐先生，国家卫生计生委副主任、国家中医药管理局局长、中华中医药学会会长王国强先生，我国著名医史文献专家、中国中医科学院马继兴先生在百忙之中为丛书作序，我们深表敬意和感谢。

由于参与校注整理工作的人员较多，水平不一，诸多方面尚未臻完善，希望专家、读者不吝赐教。

国家中医药管理局中医药古籍保护与利用能力建设项目办公室

二〇一四年十二月

许 序

"中医"之名立，迄今不逾百年，所以冠以"中"字者，以别于"洋"与"西"也。慎思之，明辨之，斯名之出，无奈耳，或亦时人不甘泯没而特标其犹在之举也。

前此，祖传医术（今世方称为"学"）绵延数千载，救民无数；华夏屡遭时疫，皆仰之以度困厄。中华民族之未如印第安遭染殖民者所携疾病而族灭者，中医之功也。

医兴则国兴，国强则医强。百年运衰，岂但国土肢解，五千年文明亦不得全，非遭泯灭，即蒙冤扭曲。西方医学以其捷便速效，始则为传教之利器，继则以"科学"之冕畅行于中华。中医虽为内外所夹击，斥之为蒙昧，为伪医，然四亿同胞衣食不保，得获西医之益者甚寡，中医犹为人民之所赖。虽然，中国医学日益陵替，乃不可免，势使之然也。呜呼！覆巢之下安有完卵？

嗣后，国家新生，中医旋即得以重振，与西医并举，探寻结合之路。今也，中华诸多文化，自民俗、礼仪、工艺、戏曲、历史、文学，以至伦理、信仰，皆渐复起，中国医学之兴乃属必然。

迄今中医犹为国家医疗系统之辅,城市尤甚。何哉?盖一则西医赖声、光、电技术而于20世纪发展极速,中医则难见其进。二则国人惊羡西医之"立竿见影",遂以为其事事胜于中医。然西医已自觉将入绝境:其若干医法正负效应相若,甚或负远逾于正;研究医理者,渐知人乃一整体,心、身非如中世纪所认定为二对立物,且人体亦非宇宙之中心,仅为其一小单位,与宇宙万象万物息息相关。认识至此,其已向中国医学之理念"靠拢"矣,虽彼未必知中国医学何如也。唯其不知中国医理何如,纯由其实践而有所悟,益以证中国之认识人体不为伪,亦不为玄虚。然国人知此趋向者,几人?

国医欲再现宋明清高峰,成国中主流医学,则一须继承,一须创新。继承则必深研原典,激清汰浊,复吸纳西医及我藏、蒙、维、回、苗、彝诸民族医术之精华;创新之道,在于今之科技,既用其器,亦参照其道,反思己之医理,审问之,笃行之,深化之,普及之,于普及中认知人体及环境古今之异,以建成当代国医理论。欲达于斯境,或需百年欤?予恐西医既已醒悟,若加力吸收中医精粹,促中医西医深度结合,形成21世纪之新医学,届时"制高点"将在何方?国人于此转折之机,能不忧虑而奋力乎?

予所谓深研之原典,非指一二习见之书、千古权威之作;就医界整体言之,所传所承自应为医籍之全部。盖后世名医所著,乃其秉诸前人所述,总结终生行医用药经验所得,自当已成今世、后世之要籍。

盛世修典,信然。盖典籍得修,方可言传言承。虽前此50余载已启医籍整理、出版之役,惜旋即中辍。阅20载再兴整理、出版之潮,世所罕见之要籍千余部陆续问世,洋洋大观。

今复有"中医药古籍保护与利用能力建设"之工程，集九省市专家，历经五载，董理出版自唐迄清医籍，都400余种，凡中医之基础医理、伤寒、温病及各科诊治、医案医话、推拿本草，俱涵盖之。

噫！璐既知此，能不胜其悦乎？汇集刻印医籍，自古有之，然孰与今世之盛且精也！自今而后，中国医家及患者，得览斯典，当于前人益敬而畏之矣。中华民族之屡经灾难而益蕃，乃至未来之永续，端赖之也，自今以往岂可不后出转精乎？典籍既蜂出矣，余则有望于来者。

谨序。

第九届、十届全国人大常委会副委员长

许嘉璐

二〇一四年冬

王 序

　　中医学是中华民族在长期生产生活实践中，在与疾病作斗争中逐步形成并不断丰富发展的医学科学，是中国古代科学的瑰宝，为中华民族的繁衍昌盛作出了巨大贡献，对世界文明进步产生了积极影响。时至今日，中医学作为我国医学的特色和重要医药卫生资源，与西医学相互补充、相互促进、协调发展，共同担负着维护和促进人民健康的任务，已成为我国医药卫生事业的重要特征和显著优势。

　　中医药古籍在存世的中华古籍中占有相当重要的比重，不仅是中医学术传承数千年最为重要的知识载体，也是中医为中华民族繁衍昌盛发挥重要作用的历史见证。中医药典籍不仅承载着中医的学术经验，而且蕴含着中华民族优秀的思想文化，凝聚着中华民族的聪明智慧，是祖先留给我们的宝贵物质财富和精神财富。加强对中医药古籍的保护与利用，既是中医学发展的需要，也是传承中华文化的迫切要求，更是历史赋予我们的责任。

　　2010 年，国家中医药管理局启动了中医药古籍保护与利用能力建设项目。这既是传承中医药的重要工程，也是弘扬优秀民族文化的重要举措，不仅能够全面推进中医药的有效继承和创新发展，为维护人民健康做出贡献，也能够彰显中华民族的璀璨文化，为实现中华民族伟大复兴的中国梦作出贡献。

相信这项工作一定能造福当今，嘉惠后世，福泽绵长。

国家卫生和计划生育委员会副主任

国家中医药管理局局长

中华中医药学会会长

王国强

二〇一四年十二月

马 序

　　新中国成立以来，党和国家高度重视中医药事业发展，重视古籍的保护、整理和研究工作。自 1958 年始，国务院先后成立了三届古籍整理出版规划小组，分别由齐燕铭、李一氓、匡亚明担任组长，主持制订了《整理和出版古籍十年规划（1962—1972)》《古籍整理出版规划（1982—1990)》《中国古籍整理出版十年规划和"八五"计划（1991—2000)》等，而第三次规划中医药古籍整理即纳入其中。1982 年 9 月，卫生部下发《1982—1990 年中医古籍整理出版规划》，1983 年 1 月，中医古籍整理出版办公室正式成立，保证了中医古籍整理出版规划的实施。2002 年 2 月，《国家古籍整理出版"十五"（2001—2005）重点规划》经新闻出版署和全国古籍整理出版规划领导小组批准，颁布实施。其后，又陆续制定了国家古籍整理出版"十一五"和"十二五"重点规划。国家财政多次立项支持中国中医科学院开展针对性中医药古籍抢救保护工作，文化部在中国中医科学院图书馆专门设立全国唯一的行业古籍保护中心，国家先后投入中医药古籍保护专项经费超过 3000 万元，影印抢救濒危珍、善、孤本中医古籍1640余种，开展了海外中医古籍目录调研和孤本回归工作。2010年，国家财政部、国家中医药管理局安排国家公共卫生专项资金，设立了"中医药古籍保护与利用能力建设项目"，这是继1982～1986年第一批、第二批重要中医药古籍整理之后的又一次大规模古籍整理工程，重点整理新中国成立后未曾出版的重要古籍，目标是形成并普及规范的通行本、传世本。

为保证项目的顺利实施，项目组特别成立了专家组，承担咨询和技术指导，以及古籍出版之前的审定工作。专家组中的许多成员虽逾古稀之年，但老骥伏枥，孜孜不倦，不仅对项目进行宏观指导和质量把关，更重要的是通过古籍整理，以老带新，言传身教，培养一批中医药古籍整理研究的后备人才，促进了中医药古籍保护和研究机构建设，全面提升了我国中医药古籍保护与利用能力。

作为项目组顾问之一，我深感中医药古籍保护、抢救与整理工作的重要性和紧迫性，也深知传承中医药古籍整理经验任重而道远。令人欣慰的是，在项目实施过程中，我看到了老中青三代的紧密衔接，看到了大家的坚持和努力，看到了年轻一代的成长。相信中医药古籍整理工作的将来会越来越好，中医药学的发展会越来越好。

欣喜之余，以是为序。

中国中医科学院研究员

马继兴

二〇一四年十二月

校注说明

《眼科启明》作者邓雄勋（1825—?），字捷卿，晚清广东南海人。早年遵父命习医，从而粗明医理。其后拜一僧医为师，于读书之余，旁及医学，僧人授以眼科内外障治法，晚年将其师所传之法，分条著述，汇成《眼科启明》。曾在广州一带行医，颇有声名。

《眼科启明》清光绪十一年邓雄勋稿本为国内现存孤本，上下二卷，共二册，藏广东省中山图书馆，共117页，楷书，满页10行，每行字数不一，满行25字，属未刊誊清稿本，定为底本。全书是一部以《银海精微》为基础改编的眼科著作，故选清·周亮节同治六年丁卯（1867）《银海精微》校正醉耕堂本为主校本。

《眼科启明》共二卷，是一本书名、作者、序、凡例、目录、正文等文献主要结构和内容基本完整，成书时间等线索清晰的眼科稿本。书中于凡例中声称"是书本于《内经》，法诸《龙木》、孙思邈，且集群圣之大成，而广采诸家善法，而成是书。"但事实并非如此，实际上全书是一部以《银海精微》为基础改编的眼科著作，与《龙木论》等其他文献、其他医家的联系不多。书中个别标为自拟的方剂实际上也是源于《银海精微》，或由作者改编。

1. 采用现代标点方法，对原书进行标点。

2. 原书中繁体字改为规范简体字。

3. 原书中一般笔画之误，如"脸"与"睑"不分等，予以径改，不出校。

4. 原书中的完全异体字、俗写字，以规范简化字律齐，不出注，如将"酹"改为"酬"，"栢"改为"柏"。

5. 原书中的部分异体字、通假字、古体字为现代通用字形者，保留原字，首见处出注说明，如"扳"同"攀"、"增"通"憎"。

6. 原书中的药物异名如"白芨"、"石羔"、"枝子"、"射香"等统一改为"白及"、"石膏"，"栀子"、"麝香"等。

7. 原书中独立成段方药中药物药名后的炮制、用量等，用小字另体。

8. 原书中的误文，有本校或他校资料可据者，据本校或他校资料改，无本校或他校资料可据者，据文义改，出注。

9. 原书中的少许脱文，有本校或他校资料可据者，据本校或他校资料补并出注。

10. 原书中的衍文，有本校或他校资料可据者，据本校或他校资料删，无本校或他校资料可据者，据文义删，出注。

11. 原书中字词疑难或生疏者，予以简注。

12. 原书中漫漶不清、难以辨认的文字，可以确定字数的以虚阙号"□"按字数补入。不能确定字数的，以不定虚阙号"▨"标示。

13. 原书二卷，上卷题作"眼科启明卷之一"，下卷题作"眼科启明卷之下"，今律为卷之上、卷之下。

14. 各卷题下所署"粤南海邓雄勋捷卿著、男逢时少捷参订"，今一并删去。

15. 原书中"右"作为方位词"上"义者，统一改为"上"。

16. 方剂及正文中手写体的钱和两统一改为印刷体的钱和

两，方剂剂量中的大写"壹"和"弍"统一改为"一"和
"二"。

17．原书中错页内容，现依照前后文中文义、目录顺序，
及参照《银海精微》内容予以调整。

18．书末附"方名索引"。

19．原书凡例中各条前有标识符"一"，今一并删去，不再
出注。

自 序

　　尝言天有日月五星，谓之七政①，人有眼目五行，亦犹七政也。天偶被云霞掩盖，则日月无光；人或患翳膜遮闭，则眼目失明。故世谓天为一大天，人为一小天者是也。盖天被云霞掩盖，有时而自明；人患翳膜遮闭，非医不可。夫医之一道，上古有《黄帝素问》，其术著于黄岐，详于卢扁②。迨汤之伊尹，始行汤液，汉之仲景，首著伤寒，医道中圣人也。而又有华佗为外科之祖，论之明确；龙木③为眼科之创，论之弗详。虽孙真人有疗龙目之巧④，于眼科亦是略而未详。至后人著述之书，皆是捕风捉影，而坊中眼科之书，汗牛充栋，除七十二论外，其余不足观也矣。念昔先严命余习医，曰：不为良相，亦作良医⑤。故余于读书之余，傍⑥及医学，以《灵素内经》《难经》《伤寒论》，及陈修园先生等书为模范，虽未得其奥，然亦明其理。迨家姊目患疳伤，延医甚多，服药不少，两载不愈。幸先严之友荐一僧人来，视余家姊之目，曰：此疳伤症也，若早遇某，不消三五剂则愈。今前医医坏了，半月始能全愈。但左眼可能依旧光明，其右眼仅能四五成而无后患。果如僧言。

---

　　① 七政：指日、月和金、木、水、火、土五星。
　　② 卢扁：即扁鹊。史书有载扁鹊为卢地人，因称。
　　③ 龙木：即龙树，印度大乘佛教中观派的奠基者，约生活于中国西汉至东汉间，汉地在唐代传有《眼科龙树论》。
　　④ 孙真人有疗龙目之巧：传说中有孙思邈"坐虎针龙"的故事。
　　⑤ 不为……良医：典出南宋吴曾《能改斋漫录》卷十三"文正公愿为良医"。
　　⑥ 傍：通"旁"。

家严酬谢之，他分文不受，曰：吾僧人到处有饭吃，又无妻子待养，要钱何用？家严见其术如此灵验，遂命余拜他为师，僧亦允诺，乃曰：吾今只有法传，而无书传，汝可牢牢紧记。遂将眼科内外障等症各法逐一点授，惟针灸刀割之法，余未之学也。当时余有求名之念，故未以此道行世。后间遇亲朋患目疾，余以师传之法试之，无不立瘥，显见吾师所传之术不谬也。余今年将耳顺①，恐其法失传。今将吾师所传之法分条著述，并博采群书妙术妙方，汇成一书，颜之曰《眼科启明》，兹未发刻，俟后之有志斯道付梓行世，庶几世稀瞽目之惨，是余所厚望焉。此序。

光绪十一年岁次乙酉粤东南海邓雄勋捷卿氏自序

---

① 耳顺：指六十岁。典出《论语·为政》。

凡 例

是书本于《内经》，法诸龙木、孙思邈，且集群圣之大成，而广采诸家善法，而成是书。

是书举五轮为看症之提纲，分别脏腑之阴阳表里，寒热虚实，而知感受寒风湿热燥火六淫之气。

是书凡属外障，审五轮如何，便知某脏某腑，所受何病，治以何方，不用诊脉。

是书凡属内障，必看其瞳人①灵动不灵动，然后诊其六脉如何，分别施治。

是书约言七十二症，每症缮其目图，虽未见其精详，而便于对症觅方，其图每症绘眼一只，左右同②。

是书约云七十二症，而变症万般，学者宜随机变施治，不可胶柱鼓瑟。

吾师释家也，所传方法俱皆精妙，但有方法传而无书传，余博采群言，以成是书。

采集古人试验良方，并非臆见测度，其丸散方或取多味，其汤药过于十二味概不取。

修炼丹药，必拣选正地道药料，如法制炼，务求精微，不可苟且了事。

配合丹药，其药轻重多寡，乃系配合阴阳动静，最宜随症施治，不可滥用。

---

① 瞳人：瞳仁。
② 每症缮其目图……左右同：按底本留有目图位置，但皆无图。

汇成古方歌括数十首，此系古人屡试屡验之良方，学者能熟诵，则临证时头头是路。

目 录

---

① 式：原脱，据正文补。

卷之下

① 此上原有小儿雀目、鹘眼凝睛、辘轳展开、小儿通睛、目暗生花、痛如神祟、痛如针刺、黄昏不见、瞳仁干缺、早晨疼痛十症，正文缺此十症，故目录中删除。

①能远视不能近视　能近视不能远视：原作"远近异视"四字，据正文篇题律齐。

②充：原作"克"，据《银海精微·目录》改。按原书"充"多有讹作"克"者，今据《银海精微》改，他见皆据他校或文义改，不赘出校。

卷之上

五 轮 论

盖天有五曜①，人有五行，而名之为五轮，分属金木水火土五行。凡目疾必看五轮，而知某脏某腑受病。夫眼头属心经，与小肠相表里，眼尾属心胞络②，与三焦相表里，皆属火，名血轮；黑睛呼为黄仁，属肝经，与胆相表里，属木，名曰风轮；上眼胞属脾，下眼睑属胃，相为表里，属土，名曰肉轮；眼白呼为白仁，属肺，与大肠相表里，属金，名曰气轮；瞳人属肾，与膀胱相表里，属水，名曰水轮。

又，右眼之瞳人为相火。此五轮配属金木水火土五行也，宗斯道者，可不明诸？

五轮图式③

眼头为大眦，属心经，与小肠相表里，皆属火，心主血，故名曰血轮。眼尾为小眦，属心胞络，与三焦相表里，亦属火，亦名之曰血轮。上胞为脾，下睑为胃，属土，主肌肉，故名曰肉轮。黑睛为黄仁，属肝胆，属木，主风，故名曰风轮。眼白为白仁，属肺金，与大肠相表里，肺主气，故名之曰气轮。瞳人属肾，与膀胱相表里，肾主水，故名曰水轮。

---

① 五曜：指木、火、土、金、水五星。
② 心胞络：即心包络。
③ 五轮图式：此下原书留空，但未见图形。

八　廓　论

眼科之道，五轮固宜明辨，而八廓不可不知也。夫大肠为传送廓，与肺相表里，皆属金，肺主气，气行则胃中糟粕不能停积，由大肠而出，故名传送廓；命门为抱阳廓，并心胞络、三焦相表里，皆属火，人之寿元与精神全在命门火，故命门为抱阳廓；脾胃为水谷廓，脾与胃皆属土，为表里，脾能消谷，胃能载谷，故名水谷廓；肾为会阴廓，属阴水，肾主二阴，故曰会阴廓；胆为清净廓，胆属阳木，有入口而无出口，故名清净廓；肝为养化廓，属阴木，《内经》云肝藏血，人之身皆受血资益，故名养化廓；小肠为关泉廓，心与小肠相表里，皆属火，人之溲便由小肠而出，故名关泉廓；膀胱为津液廓，属阳水，人之津液由膀胱之气化，故名津液廓。所以人之患目，必由五轮见症，看其何轮受病，而八廓又由五轮分别，故五轮八廓为眼科之津梁也。

六腑所属

三焦属相丙火命门同，胆属甲木，胃属戊土，大肠属庚金，小肠属丙火，膀胱属壬水。

五脏所属

心属丁火胞络同，肝属乙木，脾属己土，肺属辛金，肾属癸水。

五行生克

金生水，水生木，木生火，火生土，土生金；金克木，木克土，土克水，水克火，火克金。

五脏表里

心与小肠相表里，肝与胆相表里，脾与胃相表里，肺与大肠相表里，心胞络与三焦相表里，肾与膀胱相表里。

手足三阴三阳

手少阴心经，手太阳小肠经，手太阴肺经，手阳明大肠经，手少阳三焦，手厥阴心胞络，足少阴肾经，足太阳膀胱经，足太阴脾经，足阳明胃经，足厥阴肝经，足少阳胆经。

七 情 说

七情者，喜、怒、忧、思、悲、恐、惊是也。喜伤心，其气散；怒伤肝，其气紧；忧伤肺，其气聚；思伤脾，其气结；悲伤心胞①，其气急；恐伤肾，其气怯；惊伤胆，其气乱。此之谓七情也。

五 液 说

汗乃心之液，泪乃肝之液，涎乃脾之液，唾乃肺之液，精乃肾之液。

五经五味五色

苦味入心经，赤色亦是；酸味入肝经，青色亦是；甘味入脾经，黄色亦是；辛味入肺经，白色亦是；咸味入肾经，黑色

① 心胞：即心包。

亦是。

眼科总论

《内经》云：眼为五脏六腑之精华。又云：肝藏血，目得血而能视，肝开窍于目。故凡有目患，必见诸五轮。分别金、木、水、火、土五行，能知五脏六腑所受何逆，且知阴阳表里，寒热虚实。如偶感风、寒、湿、热、燥、火六淫之气致病[1]，谓之外感致病；若由喜、怒、忧、思、悲、恐、惊七情之气致病，谓内伤致病。六淫之气致病者属阳，故外障居多，而间有传入阴分变成内障者；其内伤七情之气致病者，内障居多，而外障少见。且人之一身，全仗气血流行，气行则血行，荣卫调而无窒碍，自然无病。凡眼目致病之由，必肝经血海有所窒碍，而逆于各脏腑，见症在五轮上分辨。若肝经营卫调和，奚能致病哉？诚如俗语云，村中无鬼万民安，此言虽鄙，实有至理。所以凡审理目患，外障必从肝经打点，内障必从肾经打点，皆以调气活血为根本，妙在临症施治，随机用药，则投无不效矣。

外　障　说

患眼有外障，或红或赤，或眵泪，或努肉，或生翳膜，或起点。凡人所共见有物见于五轮之上[2]而碍眼睛者，皆谓之外障。其致病之由，皆缘人之肝经有所窒碍，偶感风、寒、湿、热、燥、火六淫之邪而成病。故凡有目患，必分辨五轮，便知何经受病，更分辨阴阳表里，寒热虚实，则六淫之邪无所遁

---

① 病：原脱，据文义补。
② 五轮之上：此下原衍"者"字，据文义删。

情①矣。虽然看五轮部位便知某经受病，施治之法凭五轮立论，然必从肝经打点，始②能获效。盖缘《内经》云肝开窍于目，又云目得血而能视，且肝藏血，肝为多血之脏，故凡眼病外障必在肝经打点，以调荣养卫为根本，知此理者，于眼科一道思过半矣。

内 障 说

患眼有内障，如辘轳展开，瞳人反背，能远视不能近视，能近视不能远视，又或视大见小，视小见大。凡一切无物见于五轮之上而视物模糊者，皆谓之内障。其致病之由，皆缘人之肝肾二经有所窒碍，偶为喜、怒、忧、思、悲、恐、惊七情之气所伤而成病。故凡有目患，看其五轮上无物碍睛而视物朦胧，则曰此内障也。乃肝肾二经受病，必诊脉然后知兼属何经。纵其兼经受病，则按经施治。大凡施治内障，必向肝肾二经打点，大法以滋肾养肝为根本。然内障以肝肾为主，而间有命门火缺而成者，又不可不知。若专斯道而知此法，则投无不效矣。

五 轮 诗

大小眦同属血轮，心经胞络火相邻。
小肠解利三焦郁，有症何愁不遇春。

风轮有症属肝经，风木当春血自荣。
胆气与其开目窍，调荣养卫法须明。

---

① 遁情：隐情，此谓隐匿。
② 始：原作"如"，据文义改。

尝谓肉轮主胃脾，上胞下睑两相依。
更看肿痛分风火，补泻寒温□□□①。

气轮属肺白仁名，秋燥凌金病始成。
开导大肠清内热，何愁有火不能清。

水轮属肾主瞳人，惟与膀胱属水神。
滋水料应能济火，命门相火亦当论。

八　廓　诗

闻道肝为养化廓，肾家水缺难滋濯。
只因酒色及忧思，点翳遮睛兼起膜。

胆为清净内连肝，视物模糊云雾看。
冷泪频频难尽拭，胆肝气搏或虚寒。

津液膀胱是肾夫，频流冷泪肾中虚。
纵横赤脉侵轮廓，妙手工施病始除。

胃名水谷食相侵，热积交攻久浸淫。
胞睑肿时睛又赤，解其中土是良箴。

抱阳廓是命门名，眼若花时视不明。
睛肿纵横还带赤，调肝补肾始能平。

---

①　□□□：此三字原缺。

大肠有廓名传送，热壅肺家邪作矣。
闭涩患睛痛赤加，宣通肺气堪施用。

小肠有廓号关泉，受病从心表里传。
赤到两眦兼痒痛，调其经脉自然全。

肾脏廓名是会阴，抬头怕日苦沉吟。
急宜补肾戒房事，免致昏蒙症渐深。

见症用药

尝思眼科之要，辨症不可不明，用药不可不慎。夫审瞳人之法，瞳人开大者宜酸味收涩之品，忌辛辣发散之品，瞳人焦小①者，宜辛味发散之品，忌酸味收涩之品。其久注②不开者宜发散之，久积者宜行气血为主。故心热眼红者，血热也，则用黄连、归尾、苏木、红花、赤芍药之类；若痒痛而虚者，不用前药，宜用人参、细辛、没药、归身、熟地黄、茯苓之类。如肺热火旺，宜用山栀子、桑白皮、地骨皮、黄芩、防风、天麦二冬之类；若肺虚者，不用前药，宜用人参、沉香、黄芪、五味子之类；肺气实者，则用葶苈子、连翘之类。如肝气盛火旺者，可用柴胡、羌活、青葙子、白芍药、羚羊角之类；虚者不用前药，则用熟地黄、当归身、川芎、楮实子、枸杞子之类。如脾胃实者，宜用石膏、朴硝、黄芩、黄柏之类；若脾胃虚者，

---

① 焦小：与瞳仁开大相对而言，指金井缩小闭锁。
② 久注："注"，集中于一处，"久注"据上下文义看，当指瞳孔粘连不能散大。

不用前药，则用白术、苍术、枳壳、陈皮、半夏、人参之类。如肾热相火旺者，宜用黄柏、知母、车前子、木通、滑石、瞿麦、萹蓄、大黄、朴硝之类；若肾虚者，不用前药，则用肉苁蓉、五味子、磁石、菟丝子、乳香、川椒、青盐、枸杞子之类。此不过大略言之，妙在临时变化，不可胶柱。

见症用方

闻之临症固要周详，用方更宜妥当。如男子妇人患偏正头痛者，审是热甚，则用双解散即防风通圣①，大通之后，服川芎茶调散，或入凉药。若冷痛者，用桑螵蛸酒调散，大通之后，用川芎散、神清散主之，点用清凉散，加冰片，入些姜粉，则无不效矣。

如乌轮赤晕，刺痛，目有浮浆，此肝热也，治宜酒调洗肝散加麻黄、赤芍，或用泻肝散、修肝散收功，点用清凉散；如眼②生清泪，枯黄绕③睛，此肝虚也，治宜止泪补肝散，后服补肾丸，此为滋母益子之法也；如瞳人散大，淡白偏斜者，此肾虚也，治宜补肾丸、补肾明目丸、驻景丸加减用；如瞳青胞白，痒而清泪，不赤不痛，是风眼，治法宜羌活除风汤，点用清凉散，加重④姜粉；如瞳人焦小，或带微黄，此肾热也，治宜五泻汤、著风散，收功用补肾明目丸，久服甚效；如气轮突起，胞硬瞳红，眵泪湿浆，里热则痛，为热眼，治宜双解散即防风通

① 即防风通圣：按双解散系防风通圣散去大黄、芒硝而成，并非同方异名，则此下或有脱文。又，《银海精微》卷下无此五字。

② 眼：原作"胆"，据《银海精微》卷下改。

③ 绕：原作"达"，据《银海精微》卷下改。

④ 加重：《银海精微》卷下作"入些"，义胜。

圣，若痛止，用生地黄散，点用清凉散；如眼浑如泪，胞肿而软，上壅濛濛①酸渣，为②之气眼，治宜桑螵蛸酒调散，后服明目流气饮、当归汤之类；如风与热并，则痒而浮赤，风与气搏，则痒涩昏沉，治宜羌活除风汤；如血热交聚，胞生淫肤粟肉，红缕偷针，治宜泻脾汤、泻心汤，点用清凉散；如眼热经久，复为风冷所乘则赤烂，治宜泻心汤、洗肝散，点用清凉散；如眼中不痛而赤，为痰饮所注则作痛，治宜半夏二陈汤三四剂，后服明目流气饮；如肝③气不顺而挟热，所以羞明，治宜洗肝散二三剂，或加麻黄。后服密蒙散数剂，或服补肾丸；如白睛带赤或红筋者，其热在肺，治宜洗肺汤、除热饮、洗肝散；如上胞下睑或目唇间如疥点者，其热在脾胃，治法先服泻脾汤、泻脾除热饮、三黄丸，点用清凉散；如因风则散之，点用清凉散，加重④姜粉，若夹热则单用清凉散；气结则调顺之，若因风夹热，宜用防风通圣散，后服羌活除风汤，单热者用洗肝散、修肝散，气结者用明目流气饮、黄芪汤之类；如白陷鱼鳞症，多缘肝肾俱实，血衰成陷，宜酒调散二剂，后服蝉花散、密蒙花散，相间服之；如突起睛高，及旋螺尖起，皆利害症也，以生地黄捣烂贴之，取其平，随服郁金酒调散之类；如患眼递年发作，眼内痒极，痛者为实，痒者为虚为风，肿及眼眶，此痰饮为患，治宜明目流气饮，加半夏、陈皮、厚朴、生姜二片同煎，连服四五剂，其痛即止，或服二陈汤之类；如或眼患暴发是热者，治以双解散即防风通圣，又或用当归救苦汤、草龙胆

---

① 濛（méng蒙）濛：模糊不清貌。
② 为：通"谓"。
③ 肝：此字下原衍一"肝"字，据《银海精微》卷下删。
④ 加重：《银海精微》卷下作"入些"，义胜。

汤、修肝散、洗肝散、泻肝散、郁金酒调散之类；如风热火眼，服凉药不退，宜用明目细辛汤、助阳活血汤、川芎茶调散、明目流气饮、桑螵蛸酒调散之类；如久患血滞风甚，治宜当归活血煎、神清散、没药散、卷云汤。若发作无常，宜用生地黄散、破血红花散之类；如风毒为患，治宜蝉花散、如圣散、川芎茶调散、神清散、夜光柳红丸；若痰病，用清热半夏二陈汤，老痰用四生汤之类；如久患全无表症，治宜蝉花散、密蒙花散、决明子散、十味还睛丸之类；如内病俱无，只有外病，可次第设法用药；若起点，或有翳膜，宜用退翳除点去膜等药，自然获效矣。

一〇

以方治病

见症用药，见症用方，皆已详言，而以方治病，不可不明辨而深悉哉。

助阳活血汤，能治阴阳不升降，作痛不时，隐涩有泪，眵蠹红泪糊①，或时发赤，服②凉药不退者用之。当归救苦汤，能治眼暴发热，火旺苦痛，服利药不效可用之。当归龙胆汤，能治黄仁生黄白翳，从下而上，此为火旺也，此方能泻火退热，除翳，消红肿。桑螵蛸酒调散，能治风热里病，但表里俱病，宜用双解散。前方又治伤风头疼，及眼珠肿痛，或偏正头痛。此是伤风寒，眼肿虽甚，其眼带浮而软，且鼻塞声重，羞明怕日，白仁虽虚壅而不蠹红，一切之症皆能治之。若肿消痛止，用生地黄散、拨云汤。郁金煎，能治一切实热，其眼肿起如桃，

---

① 糊：此字下原衍"涂"字，据《银海精微》卷下删。
② 服：《银海精微》卷下作"眼"，从上读。

不能近人手，羞明怕日，或内壅突起，蠹红泪出如汤，鼻涕溏流，内生淡赤虚翳，各症皆能治之。若翳退热除，用当归救苦汤、当归龙胆汤收功。酒调洗肝散、洗肝散，能治一切热眼，及赤眼难开眼珠痛，白仁赤而痛，或用生地黄散，便能止痛。当归活血汤，能治怕日羞明，头痛甚而内不蠹红，是虚眼，或眼上珠生白陷翳，一切诸症，可与蝉花散、密蒙花散间服，必效。密蒙花散，能治体虚之人无疼痛而有羞明，或服凉药不得，其目羞明而内痛，白仁内隐红，常流清涕泪，视物蒙蒙，一切各症皆可服之，决明子散、蝉花散功亦同效。省风汤，能治肝气有余，瞳人锁紧，或成干缺，视物不能明了，白仁淡红，瞳人焦小黄色，夜见五色烽光各症，此方并除肝胆极热。九仙饮，能治年老之人眼赤不退，带紫红白色，或有蠹红者，以暴发客热之症推之。洗肝散，能治肝气有余，风轮变色焦枯或疼痛，外生赤翳各症，此方并能除火，退肝热。紫金丸，能治一切外障生云膜血翳而痛者，若服凉药不退而又不甚痛者可不用。夜光柳红丸，能治风毒上攻，眼虚肿而颇有红紫之色，或痒或痛，或生翳膜年久，服诸药不效，宜用此方。修肝散，能治暴发眼，或发作不时而疼痛，泪出汪汪，内有鲜红等症，如痛，止血散不宜用。补肝重明丸，能治患眼过服凉药，愈后失其神光者，并能补养肝血，还睛丸亦可用。当归龙胆汤，能治眼中黄仁生白翳，从下而上，此是火旺也，若遇此症，此方能泻火退热，又能退翳，消红肿。

此为以方治病之法，则临症者随机变用，庶几无面墙①之憾也。

---

① 面墙：面墙而立，喻无所识见。典出《尚书·周官》。

经脉交传

经云：眼乃五脏六腑之精华，又为肝之窍。夫瞳人者，肾之精也，宗精之水，所以不出行，血裹①之，气辅之，共②凑于目。头者，诸阳之所聚也。足太阳膀胱之脉，起于目之锐眦，通顶入脑，正属目本，名曰眼系。督脉阳柔之会，首循风府而出，则入系脑，则③为目风。厥脉肝脉上出额，与④督会于巅顶，其别交者从目系⑤，与风相搏，则视物脘膴而无所见，顶中风府两筋之间，乃别阴阳，交于目内锐眦，阴气盛则目膜⑥，阳气盛则目瞑。病而不得卧者，卫气不得入于阴，阳气满，阴气虚，所以目不瞑。而不得视⑦者，卫气流于阴，不得于阳，阳气虚，故目闭。盖病有阴阳偏胜，谓之不和，且饮食之中有五味，天地之气有六淫，人身之中有七情，皆能生病，更有贼微正邪之别⑧。气与味皆无形之物，能伤于有形之质，况眼科之理与别科不同，而治法与别科迥异。首宜审其受病之因，次明其内外浅深之症。倘症候弗辨，方药混施，不无抱薪⑨之患，

---

① 裹：原作"里（裡）"，据《银海精微》卷下改。

② 共：原作"其"，据《银海精微》卷下改。

③ 则：原作"侧"，据《银海精微》卷下改。

④ 与：原脱，据《灵枢·经脉》补。

⑤ 从目系：《灵枢·经脉》此下有"下颊里，环唇内"六字。

⑥ 目膜：《银海精微》卷下同，《灵枢·寒热病》作"瞋目"。

⑦ 视：原作"扡"，据《银海精微》卷下、《灵枢·大惑论》改。

⑧ 贼微正邪之别：《难经·五十难》："病有虚邪，有实邪，有贼邪，有微邪，有正邪……从后来者为虚邪，从前来者为实邪，从所不胜来者为贼邪，从所胜来者为微邪，自病者为正邪。"

⑨ 抱薪：即"抱薪救火"，谓救灾方法不当，反致灾祸加重。典出《战国策·魏策》。

良可哀夫。予少年得僧人秘传眼科诸法，且博览诸家玄妙之旨，访寻师友，凡有疑难，不耻下问，务究精微，采集古人应验之方，而成是书。后之学者能潜心体悟，则为眼科百战百胜之雄师也。

临症法则

内科以望、闻、问、切四字为提纲，而眼科以望、问二字为提纲。若内障加以切其脉，则症无遁情矣。如临症，则看五轮部位如何。如大眦是眼头，属心经，与小肠相表里，属火，名曰血轮，若光润不赤则神无病，缘心藏神故也；小眦是眼尾，属心胞络，与三焦、命门相表里，亦属火，亦名血轮，若光润无暇①则血流行，自然无病，缘三焦为决渎官也；上胞下睑属脾胃，自相表里，属土，名曰肉轮，若不肿不痒则意无病，缘脾藏意故也；白仁即眼白，属肺经，与大肠相表里，属金，名曰气轮，若光滑润泽则魄无病，缘肺藏魄故也；瞳人属肾经，与膀胱相表里，属水，名曰水轮，若灵动有神光则精志无病，缘肾藏精与志故也；黑睛即黄仁，属肝经，与胆自为表里，属木，名风轮，若开合展缩雄健则魂无病，缘肝藏魂故也。凡临症看五轮上，或见点翳膜自某轮侵入某轮，则知何经受病，则随症施治。致若审翳之法，若年久翳膜能去②者，其翳浮虚烂红，其眼不张。若近年发歇眼，其翳红白色，虽厚而浮，或有些红有泪者，其翳易退。其中或有实翳如死钉者，不能退也。若散翳如红霞色者，亦易退。若因头痛起而有死白翳者，甚难

---

① 暇：原作"霞"，据文义改。
② 去：此下原衍"去"字，据《银海精微》卷下删。

退也。又有一样厚翳，去尽，其眼全痊。黑睛上有微云薄薄，带淡色者，名曰冷翳，不能去也。此不过指其紧要者言之，学者宜随机应变，见症用方，则投无不效矣。

用药次第

眼科一道，症类固宜分明，病源更宜审确，而用药不可不知次第。夫患有久新，症有轻重，须分阴阳表里。其中风热、气热、湿热、实热、虚热，其新病者皆因内积热毒，循经络而上头目。如遇外受风寒，或六淫之气所触而发作者，审是风寒，必先发表风邪，而后理其火热，黄连、黄芩以泻火，防风、薄荷以疏风，兼以麻黄、苍术之类。如无风寒所迫，惟血壅上，宜用当归、大黄、防己坠下之品。如久患昏蒙，宜用当归、地黄、防风、羌活之类。如有点，或翳膜遮睛，宜用木贼、蒺藜、蝉蜕、决明子之类。如胞睑合眼，眼皮不开者，是寒邪之气伤胞睑，宜行气之药，青皮、黄芪、香附，更以祛风药佐之。血①滞者宜调血，赤芍、归尾、鼠粘之类便合②。如头痛者，宜用羌活、白芷、蔓荆子、藁本、川乌之类，佐以风药，防风、荆芥、玄参、柴胡、细辛之必当也。如眼眩晕昏溃③，十分作痛，但虚肿，痛及眼眶，此乃痰饮作祟，宜二陈汤，兼佐以风药。如肿而暗痛，热泪难禁者，苦寒之药宜然。但视人之形体厚薄，气血虚实盛衰，务究其内外浅深，在人之活法，不可专执方书。孟子云：尽信书则不如无书④。盖方书者，古人立法

----

① 血：原作"如"，据《银海精微》卷下改。
② 便合：《银海精微》卷下无此二字。
③ 昏溃：《银海精微》卷下作"昏瞆"。
④ 尽信书则不如无书：语出《孟子·尽心下》。

之规矩，使后人无失其序次。如遇有症则缓者，可以按症寻方。倘暴发之症，变动不居，苟不明于药性之寒温，病势之缓急，而滥投方药，非徒无益，而反害之。且余掇集古方歌括六十余首，备列于后。此乃古人平昔试验之良方，如能用意记诵，则见症用方，不待思忖而了然明白矣。若更识随机应变加减之意趣，诚眼科中之至宝也。夫学者当以余之用心珍之重之，庶几道益精明而世稀瞀瞆。另有吾师口传心授外内障秘方秘法，不能形于纸笔，如有游吾门者，诸方法不敢自秘也已。

大眦赤脉侵睛

大眦赤脉侵睛症，其形有赤脉由眼头生起，侵入眼睛，或患一目，或患双目，左右同，乃心经实火也，皆由其人劳心太过，或耽于酒色，好食五辛煎炒之物而致病。治法宜泻火退热为主，以八正散、四顺汤、三黄丸、泻心散治之，心与小肠为表里，宜引归小肠出也。

八正散

大黄　瞿麦　木通　栀子　滑石　甘草　车前子　萹蓄

上八味各等分，为末，每服五钱，以水一钟煎，或入竹叶、灯心、葱头，饭后服。

导赤散

木通　甘草　栀子　黄柏　生地　知母

等分为末，每五钱入竹叶、灯心，以水一钟煎，饭后服。

七宝洗心散

当归　赤芍　大黄各一两　麻黄二两　荆芥五钱　黄连二两
栀子

为末，每四钱水煎，食后服。

三黄丸

黄连一两　黄芩一两　大黄三两，酒浸过，炒

上为末，炼蜜为丸如桐子大，每服三十丸，滚水下。

小眦赤脉侵睛

小眦赤脉侵睛症，其形有赤脉由眼尾生起，渐侵入眼睛。与前症不同治法，此乃心胞络与三焦火，皆由决渎不行，火郁上炎，致有此症，但火有虚实之分，大法泻肝散、九仙饮为妙，然必以栀子、丝瓜络二味为引经药。

泻肝汤

桔梗　黄芩　大黄　芒硝　栀子　车前

九仙饮

黄芩　荆芥　甘草　菊花　川芎　赤芍　当归　木通　白芷

为末，每三钱水煎，饭后服。

努肉扳①睛

努肉扳睛症，其形有肉努起，扳及眼睛，须看自何轮而起，分别施治。大抵由眼头努起者居多。此乃脾胃积成热毒，脾受肝邪，多因七情郁结，过于酒色所致。初发时多痒，因手擦摩，努肉渐渐侵入黑睛，日久者为实，然乍痛者为虚。治法宜泻脾除热饮、三黄丸、加减②金花丸，点以阳丹合清凉散。

泻脾除热饮

黄芪　防风　桔梗　大黄　黄芩　茺蔚子　黄连　芒硝

---

① 扳：同"攀"。

② 加减：《银海精微》卷上无此二字。

车前子各一钱

水煎，饭后服。

三黄丸

黄连　黄芩　大黄各一两

或加白芍、宣连①、黄柏、石膏、栀子之类，变丸为汤，随宜施用。

金花丸

黄连　黄柏各四两　黄芩　人参各一两　桔梗三两半　栀子仁二两　半夏二两

为末，密②丸梧子大，每服五十丸，茶下。或变汤亦可。

鸡冠蚬肉

鸡冠蚬肉症，其形于五轮上有肉翳，渐侵入黑睛。若红色似生鸡头上之冠，名曰鸡冠；若蓝白色似蚬肉，名曰蚬肉。其形虽二种，治法实同一理，皆同③脾胃壅滞，肝脏积热。肝主风，风乘火势，火借风威，故有风热之病。治法：少壮者宜泻脾胃，虚弱者不宜过服寒凉，故有泻子、泻母之分。若本脏则用三黄丸，加以寒凉之品，泻子则用泻肺汤，泻母则用泻心汤、八正散之类。点用阳丹合清凉散。

三黄丸见上努肉扳睛症

泻肺汤　治肺得脾热，白仁上生鸡冠蚬肉。

桑白皮一两，去外皮　地骨皮二两，去土　甘草七钱　黄芩一两桔梗一两

①　宣连：产于宣州（今安徽宣城）黄连。
②　密：通"蜜"。
③　同：疑为"因"。

上五味，共为细末，每服三四钱，水煎，食后服。

泻心汤 治心热传脾，脾经燥热。

大黄 黄芩 桔梗 知母 黑参 马兜铃 防风各等分

水煎，食后服。

两睑粘睛

两睑粘睛症，其形两眼睑风赤湿烂，眵泪粘睛，久注不开，渐生翳膜。此乃胃家风热所致，宜洗以碧天丹方列下卷，又每晨用桑白皮入盐薰①洗，或入寒天不落之桑叶名铁扇子煎洗，极妙，或菊花叶煎洗，亦可。如久患者，宜用当归活血煎或神清散主之；新患，宜用蝉花散、密蒙花散；若经年不愈，眼皮长烂，点以清凉散加姜粉。

当归活血煎 治风冷久积，两睑粘睛。

当归 黄芪 没药 川芎气血旺者勿用 苍术 熟地黄 荆芥 薄荷 羌活 菊花 麻黄

上等分，为末，密丸如弹子大，每饭后嚼一丸，清茶送下，日进二次。

神清散 治风热伤睑，生翳膜，目渐小者。

川芎 薄荷 羌活 藁本 细辛 防风 麻黄等分

为末，每服三四钱，葱白汤送下。

蝉花散 治肝经蕴积，热毒上攻于目，赤肿多泪羞明等症。

谷精② 菊花 蝉蜕 羌活 甘草 草决明 蒺藜 防风 川芎 黄芩 木贼 荆芥穗 蒙花③ 蔓荆子 栀子仁

---

① 薰：同"熏"。
② 谷精：《银海精微》卷上作"谷精草"。
③ 蒙花：《银海精微》卷上作"密蒙花"。

上十五味等分，为末，每服二钱，食后用清茶调服，或荆芥煎汤调服。

密蒙花散　治羞明怕日，肝胆虚损，瞳人不清。

密蒙花　羌活　菊花　蔓荆子　青葙子　石决明　枸杞子　木贼　蒺藜

上九味等分，为末，每服三钱，食后清茶送下。胃虚者，加白术末，每次五分。

眵泪粘浓

眵泪粘浓症，其形泪流不绝，粘眵不已。此乃肺受火邪，并克肝木，所以眵泪不绝也。宜先服艾煎丸，去大肠邪热，后服阿胶散。

艾煎丸

好艾叶醋蒸，焙干　薄荷　当归　秦艽　黄柏　绵黄芪　地骨皮　桔梗　糯米　晚蚕沙

上十味为末，密丸梧子大，每服三钱，食后桑白皮汤或薄荷汤下。

阿胶散　肺虚者用。

阿胶一两，蛤粉炒　鼠粘子两，炒　甘草五钱　糯米两　紫菀两　马兜铃　款冬花各一两

上为末，每服六钱，水煎，食后服。

眵泪净明

眵泪净明症，其形白仁常泪红壅热，眵泪出之不绝。此乃肺家实热，克其肝木，故眵泪出而不绝也。治法宜泻肺汤泄肺经之实热，金花丸治其肺火，使大肠传送流利，以导上炎之火，

则眵泪净明矣。

泻肺汤

大黄　芒硝　桔梗　甘草　地骨皮各等分

为末，每服五钱，水煎，食后服。

省味金花丸

黄柏二两　黄芩　知母　桔梗　连翘各一两　薄荷五钱　地骨皮两

炼密为丸梧子大，每服五十丸，桑白皮汤下。

胞肉胶凝

胞肉胶凝症，其形与两睑粘睛症颇同，但两睑粘睛属胃，轻，此症属脾，重，故其胞边蠹肉起烂湿，眵粘胶凝，日久黑睛生翳膜，矇昧不明，羞明怕日。皆因脾经壅热，肝膈风充①所致，洗以铁扇子即冬天不落之桑叶、桑白皮、当归、防风、荆芥、木贼、薄荷、盐花之类，煎洗，宜服通脾泻胃汤，点用清凉散。

通脾泻胃汤

麦冬　天冬　防风　大黄　知母　茺蔚子　黄芩

如热甚，加黄柏、朴硝、石膏、栀子仁。一方加黑参。

等分为末。每服五钱，水煎，食后服。

胞肉生疮

胞肉生疮症，其形眼胞上生疮，胞内疙瘩，或腐烂腥臭，流汁流脓，浸渍黑睛，生翳如朱砂之色。与胞肉胶凝、睑生风

---

① 充：原作"光"，据《银海精微》卷上改。

粟、两睑粘睛四症大同小异，惟此症乃脾经热毒。洗用桑白皮煎汤，入枯矾、盐花，翻转眼皮，以鸭翎刷洗其有疮处，以血竭、乳香、没药、轻粉、密陀僧为细末，搽之。宜点清凉散，服用八正散、三黄汤、没药散之类。

八正散 方见前大眦赤脉侵睛症

三黄汤 方见前努肉扳睛症

没药散 治心脾得热，血滞疼甚，致胞肉生疮。

大黄多用　真血竭此药破积血、止痛去赤　没药少用　朴硝多

上照多少加减，为末，每服二三钱，食后茶清调下。

睑生风粟

睑生风粟症，其形眼之下睑渐生风粟如米，甚如杨梅疮之状，摩擦瞳人，黑睛起翳。皆因胃经热邪，血滞不行所致，治宜泻胃汤。

泻胃汤

人参　黄芩　大黄　桔梗　芒硝　白茯苓　茺蔚子各二两白芍两　黑参两半　细辛两　白芷两

上各等分，或随宜加减，每服四五钱，水煎，食后服。

天行赤眼

天行赤眼症，其形赤肿刺痛，沙涩难开。此乃天地流行毒气，能传染于人，遍及一家，或五日而愈，或七日，最久十四日则愈。宜用黄连煎童便，露宿温洗，或用胡黄连、川黄连、雄黄三味研细，调姜汁，点大小二眦，通其恶泪，宜服七宝洗心散、人参败毒散、洗肝散之类。

七宝洗心散 方见大眦赤脉侵睛症

人参败毒散

茯苓　人参　甘草　枳壳　桔梗　柴胡　前胡　羌活　独活　川芎

上为末，等分，每服四五钱，加生姜三片，薄荷少许，水煎，食后服。

洗肝散

大黄　栀子　防风　薄荷　当归　川芎　羌活　甘草

等分为末，食后滚水调服二三钱。

大热病后生翳

大热病后生翳症，其形于大热病后，忽然眼肿起刺，痛甚重，沙涩难忍，憎寒作热，坐卧不安，或通夜行至达旦，羞明怕日，泪出如汤，鼻涕常流，两眼肿起如桃，日夜叫苦不休。治宜胡、川二连研末，调姜汁，点眼大小二眦，去其热毒，又用桃叶、侧柏叶、柳叶煎汤薰洗。此症因热邪伤经络，外邪伤肝，则生翳，宜服四顺散、细辛汤。按此症最为紧要，若失于调治则丧明矣。

四顺汤　治经络受热生翳。

大黄　当归　甘草　赤芍

上各等分，为末，每服四五钱，水煎，食后服。

细辛汤　治风邪伤肝生翳。

黑参　黄芩　桔梗　大黄　木通　生地　甘草　茺蔚子　车前子

上各等分，水煎，食后服。

暴露赤眼生翳

暴露赤眼生翳症，其形与天行赤眼同，但此症不能传染于人。天行赤眼不生翳，且久则自愈，此症能生翳，且调治不当则失明。治法必调气理血为本，以黄连、当归、防风、菊花、侧柏叶、赤芍、薄荷、荆芥煎汤洗之，宜服酒煎散，或加麻黄、苍术，或服大黄当归散疏通血气。

酒煎散

汉防己　防风　甘草　荆芥　当归　赤芍　牛蒡子　甘菊

等分，酒煎，食后温服。

大黄当归散　治眼壅肿，瘀血凝滞不散，致生翳膜者。

当归酒炒，二钱　菊花三钱　大黄酒蒸，两　黄芩两　红花炙用　苏木　栀子酒炒　木贼各五钱

共为末，每服五钱，水煎，食后服。

暴风客热

暴风客热症，其形白仁红翳壅起，痛涩难开，皆因肝肺二经感受风热。治法宜疏通退热，凉膈泻肝，后列各方，随宜择用。

泻肝散　治眼发作不时。

羌活　黄芩　黑参各两半　桔梗　大黄　地骨皮　芒硝各两

为末，每服六钱，水煎，食后服。

补肝汤

藁本两　白芷　车前子　石决明　天麻　赤芍药　防风　细辛等分

为末，每服三钱，米汤调下。

搜风煎　洗眼，治眼中有黑花。

陈皮　秦艽　防风　细辛各两　黄连　木香各五钱

上为末，水一钟浸一宿，去渣，入龙脑一钱，密四两，浸

透，火熬成膏，点之。不用密，煎汤熏洗亦可。

又以当归活血煎主之。肿痛甚，用双解散即防风通圣或酒调散表散其邪，或点以清凉散加姜粉。

双解散①即防风通圣

防风　川芎　归尾　大黄　麻黄　赤芍药　薄荷　连翘芒硝　黄芩　桔梗　荆芥穗　石膏　滑石　甘草　山栀　白术等分

为末，每服五钱，食后温服。如暴发眼，加葱三根。

桑螵蛸酒调散　治眼风甚红痛，有血翳壅肿者服之。

当归　甘草　大黄　菊花　苍术　赤芍药　羌活　麻黄桑螵蛸　茺蔚子各等分

用水煎，食后服，或加酒温服。如热甚加重大黄，或为末，酒调三钱。

伤寒热病外障

伤寒热病外障，其形赤肿泪出，痛涩难开，瞳人阔大，黑花缭乱。皆因伤寒热病新瘥，肝经血室空虚，其热乘虚而入，停蓄于内，攻冲于目。更看五轮见症，按经施治，大法用明目细辛汤、地黄汤，妇人则用小柴胡汤，更妙。另有秘捷之不能形于笔墨，非口传心授，不可得焉。

明目细辛汤　治热病后患肿痛，大便结，羞明症。

川芎　细辛　归尾　藁本　荆芥　生地黄　防风　羌活川椒　麻黄根　蔓荆子　白蒺藜　密蒙花各等分

水煎，食后温服。

---

① 双解散："双"字下原衍"双"字，据《银海精微》卷上删。

羊胆丸①　治肝胆得热，火邪为病，此方能清热解毒。

羊胆一个　石决明　车前子　泽泻　细辛各一两　干地黄
茺蔚子　草龙胆各八钱　牛胆一个

上共为细末，炼蜜为丸如梧桐子大。每服四十丸，食后温
酒下。

地黄汤　治眼久病昏涩，久而不愈。

防风　羌活　人参　当归　黄连　白茯苓　黄芩　熟地黄
各等分

水煎，食后服。

风牵出睑

风牵出睑症，其形下睑翻出，汪汪出泪，无分时候，皮紧
内②壅，日久肉坚难治，皆因胃经受毒风壅塞所致。如眼边湿
烂者，以摩风膏熨之，散其皮外风邪。如有红筋贯入黑睛而成
翳膜者，点以阳丹加姜粉，洗以碧天丹，服用夜光柳红丸。

夜光柳红丸　治风邪伤胞睑，致风牵出睑不收等症。

人参　川芎　荆芥　白芷　川乌火煨　南星③　石膏各二两
石决明　草乌去火温炮，少用　藁本　雄黄　细辛　当归　蒲黄
苍术浸炒　防风　薄荷　藿香　全蝎各二两　何首乌一两　羌活三
两　甘松二两

上为末，炼蜜为丸每服三十丸，茶清下。

摩风膏　治胞睑受风，或疼痛，诸痛处可摩可贴。

---

① 羊胆丸：《银海精微》卷上名熊胆丸，方中用熊胆，他药略同。
② 内：《银海精微》卷上作"肉"，义胜。
③ 南星：此下"石膏"至"茶清下"凡六十九字原脱，据《银海精
微》卷上补。

木香　当归　白芷　防风　细辛　藁本　黑附子　没药

骨碎补各一两　川乌　赤芍　肉桂各三两　猪脂　牛酥　鹅脂各四两

上为末，香油八两浸一日，次一日沙锅内熬，入牛酥、鹅脂同熬，成，以手摩擦。按有疮处，或半身不遂，用砂弓刮之，使风气散。

泻黄散　治眼皮反出。

石膏五钱，煅　栀子仁两，生　甘草三两，生　防风二两，酒拌微炒　豨莶草四两，酒蒸晒干

共为细末，壮人用二钱，弱人用一钱，小儿用六七分，滚水调服。

风牵㖞斜

风牵㖞斜症，其形眼角乖斜，眼内赤痒，血丝[①]四起，瞳人不开，视物不真。皆因房事不节，或醉饱坐卧，贪凉当风所致，其实脾胃虚弱，感受风邪也。治法与上风牵出睑同。

夜光柳红丸

泻黄散

摩风膏三方俱见上风牵出睑症

血翳包睛

血翳包睛症，其形眼中赤脉，肿痛不堪，眼泪常出，渐至赤脉侵睛，日久则遮满黑睛而成赤肉，故曰血翳包睛。皆因心经热盛，热邪乘肝所致。治宜泻心汤、修肝活血汤、当归龙胆汤、破血红花散之类。

---

① 丝：原作"根"，据《银海精微》卷上改。

泻心汤

黄连　黄芩　大黄　连翘　荆芥　赤芍药　车前子　薄荷　菊花

上九味各等分，共为粗末，每服四五钱，水煎，食后服。

修肝活血汤

当归　生地　赤芍各两半　川芎　羌活各七钱　黄芪　防风　黄连　大黄　薄荷　连翘　菊花　白蒺藜各两

为粗末，每服四五钱，水煎，入酒二盏，温服。

当归龙胆汤

防风　石膏　柴胡　羌活　升麻　五味子　甘草　黄连酒洗　黄芪　黄芩酒洗　黄柏酒洗　龙胆草　当归　赤芍

上十四味各等分，共为粗末，每服五钱。水煎至碗半，去渣，入酒少许，再煎至一碗，临卧热服。忌言语。

破血红花散

当归梢　川芎　赤芍　枳壳　苏叶　连翘　黄连　黄芪　栀子　大黄　苏木　红花　白芷　薄荷　升麻各等分

水煎，加酒三盏，温服。

胞睑偷针

胞睑偷针症，其形上胞下睑近于目眦之间而生疮毒，故名曰偷针。皆因好食煎炒，或饮酒太过，以致脾胃积成热毒。由上胞生下者脾病，宜服泻脾饮；由下睑生上者胃病，宜服泻胃汤。

泻脾饮　治其针由上胞生下。

防风　黄芩　玄参　栀子　石膏　茺蔚子　大黄炙　知母　黄柏

水煎，食后服。

泻胃汤 治其针由下睑生上。

人参 黄芩 大黄 桔梗 茯苓 茺蔚子 黑参 芒硝
白芍 白芷 细辛

上十一味各等分，为末，每服四钱，水煎，食后服。

退赤散

黄芩 黄连 白芷 当归 栀子 桑白皮 木通 赤芍
桔梗 连翘

上各等分，共为末，每服四钱，水煎，食后服。

通睛散

防风 川芎 当归 大黄 芒硝 赤芍药 蒺藜 石膏
黄芩 甘草 桔梗 牙硝 黄连 羌活 滑石 荆芥

上各等分，为末，每服四五钱，加生姜三片，水煎，食后服。

芎皮散

川芎二两 青皮两

共为细末，每服二钱，菊花汤下。

外治法

以枯矾末，鸡子清调，敷肿处。

又法

以生南星末，同生地捣膏，贴太阳穴，自消。

黑翳如珠

黑翳如珠症，其形风轮上突起，或如珠，如蟹眼之类，难以运动，寝食不安，先患一只，次及双目。以生地捣成膏敷之，其翳即破，流出恶水无妨。此乃肝肾二经风热气郁所致。头痛者，宜服拨云汤，明目细辛汤和之；热甚者，当归龙胆汤主之。以二成阳丹、八成阴丹和匀，点之。

拨云汤 治眼黑翳如珠，蟹睛疼痛，风气伤肝肾二经，宜服之。

黄芪　细辛　生姜　干葛　川芎　柴胡　荆芥　藁本甘草　升麻　当归　知母　羌活　防风　黄柏等分

为末，每服六七钱，水煎服。

明目细辛汤 方在伤寒热病后症内

当归龙胆汤 方在前血翳包睛症内

蟹睛疼痛

蟹睛疼痛症，与前黑翳如珠症同，其形翳占瞳人，翳根小而苗大，赤涩泪出，疼痛难开，羞明怕日，翳起尖高，如蟹眼一般。皆因肝肾之病，膈中伏热，壅塞不通所致。治法以生地捣烂敷之，流出恶水不妨。点以阳丹，宜服泻肝补肾之剂。

泻肝散 方在前暴风客热症内　此散宜饭后服。

补肾散 此散宜空心服。

蝉蜕　防风　蒺藜炒　当归　木贼　密蒙花　川芎　菊花　荆芥　杞子　黄柏　石决明煅　青盐等分

为末，水煎，空心服。

旋螺尖起

旋螺尖起症，其形眼珠疼痛，中央瞳人渐变青白色，忽然凸起如螺尾一般，有血丝缠绕。外治宜阴二阳四丹点之，又用生地捣烂敷之，或用鳝鱼血点其尖处，流出恶水无妨。此症皆因热积于肝膈，毒壅膈门，克攻睛珠，宜服双解散、郁金酒调散。

双解散即防风通圣

郁金酒调散

黄芩　郁金　大黄　防风　栀子　龙胆草　当归　川芎
赤芍药

上等分，为末，每服三钱，温酒调下，食后服二次。

突起睛高

突起睛高症，与旋螺尖起为不祥症矣，其形初起时麻木疼痛，汪汪泪出，病势汹涌，暴卒之变莫测。皆因五脏蕴蓄风热，非精于《龙木》，奚能措手哉？急宜投以酒调散、酒煎散，宣通五脏之毒热，又宜捣葱、艾，熨五轮之突起，消除疼痛，洗以白芷、细辛、当归、麻黄、防风、羌活。宜禁口荤腥。

加味酒调散

当归　甘草　菊花　羌活　防风　桑螵蛸　赤芍　荆芥
木贼　茺蔚子

上各等分，为细末，每服五钱，水煎，加酒三盏，食后温服。

硬睑硬睛

硬睑硬睛症，其形睛、睑俱坚硬，不能运动，先患一眼，渐至两目，并生翳膜。皆因膈间湿热，肝风上壅，气血凝滞，血旺气虚，多因好酒，大肠湿热坚结所致。初宜摩风膏去其风邪，运行血气，或煎生地、当归、川芎、赤芍、白芷、羌活，每日薰洗三次，又宜泻肝膈之热。若年久黑睛生翳膜，点以阴丹，加重姜粉，可服当归活血煎、助阳和血汤。

当归活血煎方在前两睑粘睛症内

助阳和血汤方在前伤寒热病症内

白陷鱼鳞

白陷鱼鳞症，其形眼中生白翳点，如鱼鳞铺密之状，其点翳凹陷不平，发作无常，或聚或散，疼痛泪出。妇人多生此症，皆由妇人多郁，七情郁结于心，不能舒畅，毒蕴于肝，肝者血之室，妇人以血为主，血受伤而生风则血衰。黑睛上风轮多生此翳，甚至白陷钉入瞳人，引血相侵，渐成大患，额头兼痛。用摩风膏擦贴于额头，以阳二阴四丹点之，或用青盐，黄泥固济，包煨熟，研末，以鸭毛蘸点于翳上，一日一次，其翳自除。宜服酒调散、没药散、蝉花散、密蒙花散、桑螵蛸酒调散之类。

酒调散方在前突起睛高症内，痛甚者宜服

没药散方在血灌瞳人症内，痛甚者宜服

蝉花散

密蒙花散此二方均在前两睑粘睛症内，羞明而不痛者宜服

桑螵蛸酒调散方在暴风客热症内，羞明而不痛者宜服

花翳白陷

花翳白陷症，其形眼中生翳，如萝卜花或鱼鳞子，凹陷如碎米，忽然肿痛赤涩，泪出不明，头痛鼻塞，皆因肝经热毒入脑所致也。治法宜服泻肝散、加味修肝散之类。

泻肝散

黑参　大黄　黄芩　知母　桔梗　车前各两　羌活　当归芒硝　胆草各七钱

上为细末，每服四五钱，水煎，食后服。

加味修肝散

羌活　防风　栀子　薄荷　当归　桑螵蛸　赤芍　麻黄
甘草　连翘　菊花　白蒺藜　木贼　大黄　黄芩　荆芥

上等分，共为细末，每服五钱，水煎，入酒一杯，饭后温服。

蝉花散

蝉蜕　菊花　蒺藜　甘草　防风　蔓荆子　草决明　车前
子　黄芩等分

为末，水煎，饭后温服。

补肾明目丸方在蝇翅黑花症内

密蒙花散方在前两睑粘睛症内

冰①虾翳深

冰虾翳深症，其形眼上生翳，如冰虾之状，其翳微小，占在风轮黑睛上，有含糊清眵填粘于翳之低处，乍时赤②涩泪出，眵满瞳人，如鼻涕，或黄或白，看之则如有膜遮障一般，发作不时，日久则害目，皆因肝经有热，气分虚所致。点以阴二阳四丹，夜点一次，早晨用菊花、侧柏叶、黄连、归须、桑白皮煎汤，日洗二三次，宜服拨云退翳散③。

拨云退翳丸

楮实子　薄荷各五钱　川芎两半　黄连　菊花　蝉蜕各五钱

---

①　冰虾翳深："冰"原作"水"，据文义改。又，冰虾翳，即冰瑕翳，宿翳之菲薄透明光滑者。

②　赤：原作"亦"，据《银海精微》卷上改。

③　散：按下文当作"丸"。

括蒌根①生用，五钱　蔓荆子　密蒙花　蛇蜕各五钱　荆芥穗　香白芷　木贼　防风　甘草各五钱

上为末，炼蜜为丸，每一两作十丸，每服二丸，日二服。如气障，木香煎汤下；眼常昏暗，菊花煎细茶下；眼睛无神懒视，当归汤下；妇人血晕，当归汤下；虚弱之人，十全大补汤下。

玉翳瞒睛

玉翳瞒睛症，其形眼中有翳，如玉色相似，遮瞒瞳人。初起则红肿，发热发赤，赤脉穿睛，渐成白翳膜，初如碎米，久则成片，凝结如玉色。皆因风充入脑，热积肝膈所致。若不早治，日久血凝不散，积渐深，无进退之机，不红不肿不痛，纵有丹药之妙，奚能措手哉？即万金之贵，王侯之尊，若受此病，则成废疾矣，医者孰敢夸其能哉？姑拟其治法，亦尽人事耳。宜以阴三阳二丹点之，点时眼泪带药，汪汪流出，其翳膜或能渐渐收卷，如磨镜，尘埃去则明净，是有可为之机，否则难矣。宜服泻肝散、明目菊花散、通明补肾丸之类。

泻肝散

归尾　大黄　黄芩　桔梗　知母　茺蔚子　芒硝　防风栀子　连翘　薄荷　车前子　赤芍

上等分，为末，每服六钱，水煎，食后服。

明目菊花散

菊花　熟地　木贼　蒙花　薄荷　车前子　连翘　防风川芎　甘草　芥穗　白蒺藜

---

① 括蒌根：瓜蒌根，即天花粉。

上等分，为末，每服五钱，水煎，食后服①。

通明补肾丸

楮实子　五味子　枸杞子各两　人参　菟丝子　肉苁蓉　菊花　熟地黄　当归　牛膝　知母　黄柏　青盐各两

上为末，炼密为丸，每服五十丸，空心盐汤下。

膜入水轮

膜入水轮症，其形初由黄仁生疮，可后复发，日久变成大患，谓之膜入水轮，流汁流脓，痛涩难开，右患传左，或左患传右。皆因肝经积热，邪在肺金，是金克木之候也。初病时有疼有泪，宜服退血泻肺散；无痛无泪，淡白色者，宜服补暖活血之剂。若日久不红不痛不泪，如钉入木②，如玉之有瑕玷，如玳瑁之有黄点者，虽有卢扁之精，龙木之妙，亦无能为也。宜服泻肺汤③、修肝活血汤之类。

泻肺散

当归　黄芩各两　桔梗　麻黄　枳壳各半两　旋覆花　秦皮　葶苈　菊花　生地　防风　地骨皮　白芷　甘草　玄参　栀子各两

上为末，每服三钱，食后桑白皮汤下。

修肝活血汤

归尾　赤芍各一两五④　川芎　羌活各七钱　黄芪　防风　黄连　大黄各三钱　薄荷　连翘　白蒺藜　菊花各两

---

① 服：原脱，据《银海精微》卷上补。
② 木：原作"水"，据《银海精微》卷上改。
③ 汤：按下文当作"散"。
④ 五：当作"五钱"二字。又，《银海精微》卷上作"半两"。

共为细末，每服四钱，水煎，食后服。

风轮钉翳

风轮钉翳症，其形赤涩难开，痛牵头脑，泪出，羞明怕日，钉翳日深，接引黄仁，根深蒂固，援之不移。皆因劳伤肝经，或性躁急促之人，啼哭含情之妇，性发而强自制，郁气伤于肝所致。治法宜服退热去风散血之药，疼痛甚者，服修肝散、糖煎散。头痛，以葱、艾捣烂，烘热熨之，以防风、川芎、菊花、归尾、白芷、麻黄、羌活、荆芥，煎汤洗之，点以珍珠散合清凉散。更宜避风，戒房事嗔怒。若不疼不痛，为不治之症矣。

修肝散

栀子　薄荷　防风　当归　甘草　连翘　大黄　黄芩　苍术　羌活　菊花　木贼　赤芍　麻黄等分

为末，每服二钱，食后蜜水调下。或水煎，日进二三服。

糖煎散

龙胆草　防风　防己　大黄　荆芥　赤芍药　当归　甘草川芎

上各等分，共为末，每服三四钱，水煎，临卧服，入砂糖少许同服。

黄膜下垂

黄膜下垂症，其形发作无时，痛涩泪出，渐生黄膜，或下垂，或上侵，发则膜舒，退则膜卷，羞明怕日，目虽不张，黄膜渐长，遮瞒瞳人，满目皆黄，难以辨人。皆因脾胃湿热，血凝气滞，膏脂窒塞，血运不通所致。然更分脾胃受病：夫黄膜由上眼胞下垂者，脾脏湿热也，宜服泻脾饮；其黄膜由下眼睑上侵者，胃腑湿热也，宜服针砂平胃丸，点以阴阳对冲丹。大抵有泪其膜退之速，无泪退之难。

泻脾饮　治其膜从上垂下。

防风　黄芩　玄参　石膏　栀子　茺蔚子　大黄　知母　黄柏

为末，每服①，水煎，食后服。

针砂平胃丸　治其膜由下侵上，能平胃气，去肝邪。

苍术　厚朴　陈皮　甘草　针砂

共五味，等分为末，炼蜜为丸如绿豆大，每服五十丸，空心米饮下。

省味金花丸　治脾胃积热，致生黄膜。

栀子　黄芩　黄柏　桔梗　知母　地骨皮　桑白皮　甘草

共为细末，炼蜜为丸，茶清送下。

赤膜下垂

赤膜下垂症，与黄膜下垂症其意颇同，但前症湿重，此症热重，是脾胃积热所致也。治法：其膜由上垂下者，乃脾脏受热，宜服大黄当归散；其膜由下生上者，胃腑受热，宜服生地黄散。如或黑睛疼，眼中红痛者，宜服郁金酒调散、拨云汤之类，点以清凉散。

大黄当归散　治赤膜下垂。

当归　川芎　菊花　大黄　黄芩　赤芍药　杏仁　薄荷等分

为末，水煎，食后温服。

生地黄散　治赤膜上侵。

---

① 每服：此下当有脱文。

生地黄　黄柏　知母　防风　荆芥　升麻　干葛　黄芩　甘草　茯苓　赤芍　天花粉　桑白皮

上等分，为末，每服七八钱，水煎，食后服。

逆顺生翳

逆顺生翳症，与黄膜赤膜下垂及垂帘翳症其理颇同，但治法随时变通，不可胶柱。此皆为脾胃之病，治方列后，宜点以阳三阴七丹。忌食煎炒热毒。

明目流气饮方在前伤寒热病症内

蝉花无比散

茯苓　甘草炙　防风各四两　川芎　赤芍各三两　蛇蜕炙，三两　石决明盐水洗，研极细　白蒺藜炒，去尖，各四两　蝉蜕四两　苍术两　当归酒浸，二两

共为末，每服三钱，食后米饮调服，或茶调亦可。

漏眼脓血

漏眼脓血，此利害症也，比钉翳及膜入水轮更为利害。此症初发时，先觉头目昏闷，四肢如劳，黑睛、风轮上、黄仁生毒疮，灌溉水轮，控血溃烂，流出脓血，甚为险峻。皆因五脏多积风热，壅毒攻充①所致。外治宜葱、艾，入白芷，锅内炒热，以绵裹熨眼胞，冻则换之，散其恶血，消其败脓，止其恶痛。或以生地捣烂，煨熨疮处，点以阴三阳四丹。或用枯矾、轻粉、血竭、乳香，研细末，对疮处点之。或用桑白皮，入盐

① 充：原作"克"，据《银海精微》卷上改。

花、明矾薰洗。内治宜服疏风清肝散①、坠翳明目丸②、没药散。忌食动风动血之物。

疏风清肝汤

归尾钱　赤芍钱　荆芥钱　防风钱　川芎钱　菊花钱　生栀钱　薄荷钱　柴胡钱半　连翘钱半　银花二钱　甘草五分

水煎，食后服。

坠翳明目丸_{方在血灌瞳人症内}

没药散

没药　大黄蒸，少用　朴硝

三味为末，每服三钱，酒调下。

拳毛倒睫

拳毛倒睫症，其形胞睑之皮渐长，眼渐紧，故睫毛番③倒里面，倒插入眼，瞳人渐生翳膜，欹头侧视，不能正观。皆因脾与肺二经之风热也。肺为五脏之华盖，主周身之皮毛，肺家虚损，则皮聚而毛落也；脾家壅积湿热，致令上胞常肿；肝家受热，不时泪出，痛痒羞明，赤涩难开。常以手摩引，如有翳点在目，以阴二阳五丹点之。内治宜服明目细辛汤、防风饮子、除湿翳热饮、阿胶丸、密蒙花散。

细辛汤　治脾经风热，眼肿倒睫。

细辛　防风　知母　大黄　桔梗　茺蔚子　黑参　羚羊角等分

为末，每服四钱，水煎，食后服。

---

① 散：按下文当作"汤"。
② 坠翳明目丸："翳"原作"血"，据下文及《银海精微》卷上改。
③ 番：同"翻"。

防风饮子

黄连两　细辛三钱　蔓荆子三钱　葛根五钱　防风五钱　归身七钱　甘草三钱　人参三钱

水煎，食远服。避风忌日①。

除湿翳热饮②

阿胶蛤粉炒　鼠粘子炒　甘草　糯米炒，各两　马兜铃　款冬花　紫菀　桔梗

上为细末，炼蜜为丸如弹子大，每服一丸，食后细嚼，薄荷汤下。

密蒙花散

密蒙花　羌活　菊花　石决明　木贼　黄柏　白蒺藜　黄芩　蔓荆子　青葙子　枸杞子等分

为末，每服三钱，清茶送下，或水煎亦可。

肝风积热

肝风积热症，其形一发一歇，或聚或散，赤涩泪出，眼生翳膜，名曰肝风积热。皆因七情郁结，或夜观书史，或巧匠勤劳，肝家积热成风，肝受风热，眼痛及脑，渐至昏矇。治宜泻肝省风之剂，除肝家之风热，经云：肝劳则气逆，肝宣则气顺，

① 忌日：《银海精微》上作"忌口"。

② 除湿翳热饮：按《银海精微》卷上"拳毛倒睫"列细辛汤、防风饮子、除湿翳热饮、阿胶丸、密蒙花散五方，本书则为细辛汤、防风饮子、除湿翳热饮、密蒙花散四方，此方组成与《银海精微》卷上阿胶丸全同，用法略同，当是将除湿翳热饮与阿胶丸二方误录而成。又，"翳热"当是"压（壓）热"之误。

气急则发，气顺则歇①。若发时痛甚者，宜服洗肝散②、省风汤之类，点以清凉散。

泻肝散 治肝经积热。

黑参 大黄 黄芩 知母 桔梗 芒硝等分

为末，每服二三钱，食后滚水调服。

省风汤 治肝热火旺，瞳人不清，或细小，宜服。

防风 犀角 大黄 知母 玄参 黄芩 羚羊角肝虚不用 桔梗

为末，每服二钱，加灯心、竹叶煎服。

风弦赤烂

风弦赤烂症分为二种，其眼边赤者为风弦赤眼，皆因脾胃蕴蓄湿热，土衰不能化湿，故湿热之气相攻，传发于胞睑，致令羞明怕日。春夏时③宜服三黄汤、绵裹散、金钱汤，如有瘀血，宜服泻脾汤或平胃丸。秋冬时为冷烂，洗用碧天丹。如小儿患者，因胎中受热，落地之时，恶露入目，沐浴不净，拭之未干，偶感风邪，邪入目中，故生此症。小儿服黄芪汤，大人服茶调散。热甚，洗以金钱汤；风甚，洗以碧天丹。

其眼边烂者为风弦烂眼，皆因脾胃壅热，久受风湿，且吃诸毒物，日积月累，致风烂胞睑，或变成风疮，动则发痒，不时手拭，甚至眼眶皆烂，无分春夏秋冬眵泪满腮，有不近人手

---

① 肝劳则气逆……气顺则歇：语见《银海精微》卷上。

② 洗肝散：按《银海精微》卷上"肝风积热"列洗肝散、泻肝散、省风汤三方，本书则为泻肝散、省风汤二方，下文"泻肝散"与《银海精微》卷上同，则此"洗肝散"当是"泻肝散"。

③ 春夏时：《银海精微》卷上作"春夏烂者为热烂"七字，义胜。

之怕。若有红筋者，用老醋淬炉甘石七次，加以阴丹，搽点眼弦。服药宜在后列之方择用。忌食动风动血之物。

黄芪汤

黄芪　细辛　黄连　苍术　黄芩　五味子　车前子等分

水煎，食后服。

茶调散 即川芎茶调散，方在充风泪出症内

三黄汤 方在努肉扳睛症内

绵裹散 方在痒极难忍症内

碧天丹①

金钱汤　治久年烂弦。

古钱即古老铜钱生锈者，七个　黄连研末，二钱　白梅干五个，梅自落者，为白梅

将此三味用无灰老酒二小盏于磁②罐内煎至半盏，到夜时冷，可洗用，不过三四日即愈，日洗二次。

红霞映日

红霞映日症，其形赤涩肿痛，久则红翳现于黑睛，时则浓泪，故名红霞映日。此乃三焦积热，肝膈风热，上攻于目所致。法宜去风散热之剂。宜服修肝散、拨云散、加味修肝散之类，以清凉散点之。

修肝散　治肝气不顺。

防风　羌活　当归　生地　黄芩　栀子　赤芍　甘草　薰本　大黄　白蒺藜等分

为末，每服五钱，水煎，食后服。

---

① 碧天丹：方见"治症诸方"。

② 磁：通"瓷"。

拨云散

黄芩　甘草　藁本　栀子　防风　密蒙花　菊花　连翘　桔梗　薄荷　赤芍　白蒺藜

上各等分，共为末，每服五六钱，水煎，食后服。

加味修肝散方在小儿眼生翳症内

胞睑停瘀

胞睑停蓄瘀血症，其形上胞下睑停蓄瘀血。皆因肝经气滞，脾胃风湿热毒，或天行赤眼之后不善调治而成是症，故血凝胞睑。治宜退赤散、当归散之类。

退赤散

大黄　黄芩　黄连　白芷　栀子　桑白皮　当归　赤芍

为末，水煎，食后服。

当归散

当归　生地　赤芍　川芎　甘草　菊花　木贼　黄芩　大黄　蒺藜　木通　栀子各等分

为末，水煎，每服六七钱，食后服。

赤而不痛

赤而不痛症，其形眼中红赤而不痛，皆因肝经火热传心，心火上炎，膀胱之气不能施化而致病。盖人之血若川泽，决渎流行则无淤塞之患，如稍有窒碍，其血妄行，逆而上走，则攻于目，故赤而不痛。治宜八正散、导赤散、顺肝丸之类。

顺肝丸

黄连　黄芩　当归　蕤仁三十粒

为末，炼蜜为丸。

八正散

导赤散两方具在大眦赤脉传睛症内

赤传左右

赤传左右症：左眼先赤，渐传右眼者，乃阴经火热，肝火凌心，而上注于目，是左目太阳传入右目太阴，治宜三黄丸、洗心散之类；右眼先赤，渐传左眼者，乃肺经邪热，阴络火旺，又云命门火旺也，治宜泻肺散、桑白散之类。

三黄丸　治左赤传右方在大眦赤脉症内。热甚，加黄柏。

洗心散　治左赤传右。

大黄　当归　赤芍　甘草　荆芥　麻黄　栀子等分

为末，水煎，食后服。

泻肺汤　治右赤传左方在膜入水轮症内。

桑白散　治右赤传左，肺气壅塞，邪热上攻眼目，白睛肿痛。

桑白皮　玄参　升麻　杏仁　赤芍　旋覆花　菊花　葶苈
防风　黄芩　枳壳　甘草等分

为末，水一碗半，姜三片，煎至八分，食远温服。

胞肿如桃

胞肿如桃症，其形上胞下睑壅肿如桃，痛涩，泪出不绝。皆因脾胃之风邪乘其肺热客于腠理所致。治以桃叶烘热，熨其肿处。宜服柴胡清凉散、羌活除风汤、蝉花散之类。

柴胡清凉散

升麻　赤芍　川芎　柴胡　玄参　黄芩　荆芥　甘草　白
术　栀子　干葛　赤茯苓　草决明等分

为末，每服六钱，水煎，食后服。

羌活除风汤

羌活　独活　川芎　桔梗　大黄　地骨皮　黄芩　麻黄
苍术　甘草　菊花　木贼等分或添减

水煎，食后服。

蝉花散 方在花翳白陷症内

白睛黄赤

白睛黄赤症，其形眼白黄而赤色。或因好饮酒，其湿毒停
蓄于脾胃而传肺，肺金克其肝木，肝经受其湿热。治宜黄连解
毒散、清金凉肝散，外以清凉散点之。

黄连解毒散

黄连　黄芩　黑参　荆芥　天花粉　龙胆草　茵陈　生地
桔梗　连翘　车前子　栀子

水煎，加童便三盏，食后温服。

清金凉肝散

黄连　黄芩　栀子　连翘　葶苈　天花粉　桑白皮　麦门
冬　赤芍药　干葛　荆芥　杏仁　青皮　甘草

水煎，加蜜糖一盏，再煎一沸，食后温服。

室女逆经

室女逆经症，其形满目通红，血灌瞳人，或黑睛上起如努
肉。皆因室女或肥壮妇人闭经，或过期不行，则经血逆行，上
注于目。宜用破血通经之药，经通，其翳自退，宜服调经散、
破血红花散、顺经汤、导赤散、没药散之类。

调经散

香附米　当归尾各两　大黄五钱，蒸　黄芩二两　黄连　生地　赤芍药　川芎　羌活　栀子　薄荷　木贼　苏木　红花　甘草各两

每服六钱，水煎，食后服。

破血红花散方在血翳包睛症内　治室女逆经，眼疼痛，生血翳包睛。

顺经汤　此汤能通经行血止痛。

归尾　川芎　枳壳　小茴　柴胡　玄胡索　陈皮　青皮　桃仁　红花　香附　白芍药　肉桂

热甚，加黄连、黄芩。

等分，水煎，食后温服。

导赤散方在大眦赤脉症内

没药散方在胞肉生疮症内

血室涩痛

血室涩痛症，其形妇人遇行经之际，眼目涩痛，肿痛难开，头痛眩晕，生翳于黑睛上，或①如粟米，或如花翳白陷。皆因妇人禀受虚弱，肝经原有病根，又遇行经之际，去血过多，肝血愈加虚损而成。此肝血衰虚之症，治宜当归补血散、八物汤之类。

当归补血散

当归　川芎　白芍　防风　细辛　车前子　菊花　甘草　蒺藜　白术　羌活　茺蔚子　薄荷各两　大黄五钱

---

① 或：原字不清，据《银海精微》卷下补。

为末，每服八钱，水煎，入酒三盏，温服。

八物汤 治虚损血枯，上攻眼目。

黄芪 茯苓 熟地 川芎 当归 白芍 人参 菊花

水煎，食后温服。

被物撞破

被物撞破，是外因症也，或误被物撞破，或打扑，或跌着。如伤胞睑，积血青紫；又或伤白仁，外腔硬壳，不能为害；若撞破风轮，血灌瞳人，五轮混杂，最为利害。如痛涩难开，宜服止痛没药散、酒调散，外捣葱、艾熨之。或捣生地作饼，烘热贴之，日一换，以散其血。又或用芙蓉叶，无叶用根，去泥、粗皮，只用白皮捣烂，烘热贴之。若眼眶青黑，捣生萝卜护贴。最宜避风，禁食动风动血之物及诸般母肉。新撞者易治，日久血凝不散而无痛者，难治也。

没药散方在前胞肉生疮症内

酒调散

当归 麻黄 苍术 赤芍 甘草 茺蔚子 大黄 菊花

羌活 桑螵蛸

撞刺生翳

撞刺生翳，此亦外因症也。误被竹木签刺伤痕，授①血灌溉，遂生血翳，碜涩泪出，红筋满目，与患眼生翳不同，宜以阳丹点之。忌酒色嗔怒及避风，若失于调治，溃痛发肿，伤于风轮，则酿成大患，至瞎而无治矣。

---

① 授：通"受"。又，《银海精微》卷上作"受"。

竹木刺入目

葶苈子为末，以葱白捣膏敷之，其刺自出。

笨屎虫捣烂，敷之，其刺自出。

血灌瞳人

血灌瞳人症，有内外之分。内者，其血灌入金井①瞳人水内也，如水流入井中之状，清浊相混，或时痛涩，红光满目，视物濛濛，如隔绢看物，若烟雾中，先患一目，次及双眼，此肝肾二经病也。外者，因被物撞破而致血灌瞳人。内治之法同，宜服酒调散、没药散、坠血明目丸。其外治之法，在被物撞破、撞刺生翳症内言之。若打着睛珠流出者，以手掌压进眼珠入内，捣生地敷之。

没药散

没药　血竭　大黄　朴硝

每服二钱，酒调下。

酒调散方在前被物撞破症内

坠血明目丸

石决明　川芎　知母　山药　人参　五味子　细辛

为末，炼蜜为丸如梧子大，每服二三钱，清茶下。

除风汤　治因伤风而血灌瞳人者。

防风　车前子　藁本　细辛　川芎　五味子　桔梗

为末，每服三钱，白滚汤下，或水煎亦可。

飞尘入眼

飞尘入眼是外因症，与脏腑血气无预。偶被飞尘、飞丝粘

---

① 金井：瞳仁的别名。

在胞睑内不出，痛涩难开，碜涩泪出，致生障膜。初患之时，治法用丝线缠耳圈脚，番①转胞睑，拨出尘物即可。若不谙此法，日久必生翳膜，遮瞒瞳人，或血积成块，或肉生疙瘩，宜以清凉散点之，宜服散血退热之剂，如酒调散、修肝散之类。

烟丝入目，口含冷水，则愈。

灰尘小蝇②入目，口向后唾几声，愈。

麦芒入目，以大麦汁洗之，即愈。

飞丝芒入目，以陈墨磨浓点之，则愈。

酒调散

当归　甘草　大黄　赤芍　菊花　桔梗　苍术　麻黄　羌活　连翘　桑螵蛸　茺蔚子等分

为末，每服三钱，酒调下。

修肝散

防风　羌活　当归　黄芩　栀子　生地黄　大黄　甘草　蒺藜　赤芍

水煎，食后温服。

---

① 番：同"翻"。

② 蝇：原作"龟"，据文义改。

卷之下

小儿疳伤论

闻之凡人十五岁以上为大人，十五岁以下为小儿，其下有孩儿、婴儿之分。所以大人之痨病即小儿之疳伤，最为紧要之症。夫小儿疳伤，其致病之由不一，皆因禀受之血气虚弱，脏腑娇嫩，易于受伤，或乳食过饱，随食果子甜糖之物，或因肥甘无节，杂以油腻煎炒，各般停滞，中脘传化失职，以致脾胃受伤，则生积热，热盛则成疳，消耗气血，煎灼津液。故凡疳病初起，尿水如米泔，午后潮热，日久失治则青筋暴露，肚大坚硬，面色青黄，肌肉消瘦，皮毛憔悴，眼睛发涎①，而疳症成矣。当分其所属而治之，庶不致误。

夫疳症太多，论之孔②繁，今以五疳言之。盖五疳者，心、肝、脾、肺、肾各属者也。故疳伤于肝，便能害目，初时眼生眵泪，摇头揉目，身体羸瘦，肚大筋青，其粪与面目爪甲俱青，缘肝属木，所见肝之本色也。初以芦荟肥儿丸、加味逍遥散，抑肝扶脾汤之类治之。若疳积上眼，痒涩赤烂，胞睑肿痛，羞明怕日，目中生翳，白膜遮睛，则宜疏解泻肝散、清热退翳汤，或逍遥散、泻肝汤二方加减用之，或以羊肝散主之，其症虽重，尚有可为。致若疳伤肝胆，黑睛突出，虽有龙木之精，孙真人之妙，亦无能为也。更有见出声哑口干，手脚俱肿等症，不独

---

① 涎（xián）：原作睖，应作涎，谓眼内有分泌物，据文义改。

② 孔：很。

瞎眼，甚至丧命。故疳伤之症，病者最宜调养，而医者更觉费神也，可不慎欤？

小儿疳伤

小儿疳伤症，其形眼目疼痛，羞明不开，黑睛上青翳如黑珠，或白膜遮睛。皆因饮乳失节，乳罢即食果子生冷，甜糖杂物，油腻热毒，故脾胃生疳，泄泻不止，夜间潮热，久则疳①虫伤肝，上攻眼目，若不急治，黑睛上变有黑翳如珠，泄泻不止，诚难治也。如黑睛有翳，用鸡蛋入轻粉一二分，使君子一个半，葱珠几颗，湿绵包煨，与吃，空心连食几次。又煮羊肝，露宿，蘸夜明砂吃，猪肝亦可，戒食荤腥。如有白膜，用阴一阳七丹点之，又煎胡黄连、宣黄连连服，又煎侧柏叶薰洗。若伤肝胆，眼珠突出，不独不治，甚而伤命。若声哑口干，手脚俱肿，十死八九。治法宜服五疳丸、除热饮、芜荑丸之类。

五疳丸　治小儿疳眼，面瘦皮黄，羞明怕日，食乳不消等症。

　　绿矾成块，洗净　弥陀僧②煅过　夜明砂各两

为末，用蒸枣肉捣，为丸如绿豆大，每服二三十粒，空心米汤下。

除热饮

　　大黄　知母　防风　黄芩各钱　黑参　茺蔚子　菊花　木贼各钱半

水煎，食后服。服三贴，用鸡蛋一个，使君子仁三个，轻粉二分，研末，入蛋内，煨熟，空心服，至二三个即去疳虫，

---

① 疳：原作"肝"，据《银海精微》卷上改。
② 弥陀僧：密陀僧。

后服五疳丸。

五疳丸

胡黄连五钱　牛蒡三钱　弥陀僧两　夜明砂三两　绿矾三两

为末，以枣肉为丸绿豆大，空心服三十丸，米饮下。

芜荑丸　治小儿五疳。

芜荑　黄连　神曲　麦芽炒，等分

为末，面糊为丸绿豆大，每服十丸至十五丸，滚水下，或陈皮汤下。寒热往来，薄荷汤下。

百草丹　统治疳症。

百草霜五钱　夜明砂两

为末，蒸猪肝吃，或牛羊鸡肝亦可。

胎风赤烂

胎风赤烂症有三因：其在母腹中，其母多食热之物，一也；初生时恶露入眼，洗之不净，二也；又或乳母壮旺，抱儿供乳之际，儿口未吮乳，乳头汁胀满，其乳冲射儿眼，三也。见症两眼双赤①，眵粘四眦，红赤湿烂，乃胎毒所致。如眼边湿烂，面部生疤②湿疮痒，皆名胎风赤烂。宜以碧天丹洗之，或令其母服三黄丸，其儿或用三黄丸变汤薰洗。后列各方，分别寒热用之。至如童子患此，亦随宜加减择用。

小防风汤　此数方治小儿胎风赤烂，及小儿眼生翳。

大黄　栀子　甘草　赤芍　归尾　羌活　防风

水煎，食后温服。

---

① 两眼双赤："两眼双"三字原脱，据《银海精微》卷上补。
② 疤：《银海精微》卷上作"疵"，义胜。

小承气汤

大黄　薄荷　杏仁　蝉蜕　甘草　羌活　天麻　当归　赤芍　防风

水煎，食后服。

小菊花膏丸　治小儿风毒眼。

黄连　枯芩　大黄　甘菊　羌活　苍术　防风　荆芥

上为末，炼蜜为丸绿豆大，每服二三十丸，或为膏亦可。

生四物汤

生地　赤芍　川芎　甘草　当归　天花粉

水煎服。

熊丹膏　治婴儿下地眼不开。

熊胆少许　黄连末少许

滚水浸开，以水滴目，即开。

一字散

朱砂五分　硼砂五分　龙脑一分　芒硝一分

为末，乳汁开①，点眼。

真金散

黄连钱　当归钱　杏仁五分　黄柏钱　赤芍钱

为末，乳汁浸一宿，晒干，为极细末，用生地捣汁开，搽眼，或合一字②。

小儿痘疹

小儿疹痘，名为百岁疮，不论大小，俱患一度，其症有二。

---

①　开：疑为"研"。

②　一字：唐以后有以唐武德四年所铸"开元通宝"为量药之具者，填满一字之量为"一字"。

疹痘入眼，痘疮初上皮肤之际，眼闭不开，眼上有痘疮，占在黑睛上者易治，急取益母草煎汤薰洗，日三度，更以阴一阳五丹调鳝鱼血点之。忌日夜啼哭，乳母亦要戒口，须①痘疮痊可，其眼渐开，眼中之痘随而痊矣。又有一症，痘疹之后，疮痂落尽，肌体肥壮，眼中忽然红涩，此乃余毒郁结于肝而发出此症，十分利害，若失治多能害目，宜用车前草擂水，频频与吃与洗，却②肝经之热毒。若痘后毒气郁结，发于肝而不能泄，攻伤目中瞳人者，素无治法也。初觉痘疮入眼，赤涩之时，以秦皮汤洗之。服方列后。

秦皮汤　或洗。

秦皮　秦艽　防风　细辛各两　甘草钱

上将水二碗煎至一半，热洗。

红花散

红花　连翘　当归　生地　紫草　大黄　甘草　赤芍

加灯心、竹叶，水煎服。

拨翳散　即猪肝散。

真蛤粉　谷精草　夜明砂

上为细末，用猪肝二两切开，掺药于内，以麻札③定，煮水，冷，将猪肝同药细嚼，其煮猪肝原汁亦食之。诸毒物莫吃。

凉肝散　治痘疹入眼。

草决明　天花粉　甘草　赤芍　绿豆皮　谷精草

上为末，每服六钱，蜜水调下。

通神散　治小儿疹痘，用此能解毒。

---

① 须：原作"持"，据《银海精微》卷上改。

② 却：除去。

③ 札：缠缚。

白菊花　绿豆皮　谷精草　石决明煅过

上等分，为末，每服一钱，干柿一个，米泔水一盏同煎，候水干，不拘时服。能服汤药，只将本方煎服亦可。

救苦观音散

桔梗　当归　连翘　藁本　细辛　龙胆草　苍术　羌活黄连　知母　黄芩　黄柏　川芎　柴胡　防风　升麻　生地红花

上等分，炼蜜为丸，能吞者每四五十丸，小者量服之。

通神散

菊花　谷精草　密蒙花　绿豆皮　苍术　石决明　甘草黄芩　蝉蜕　木贼

水煎，食后温服。

小儿眼生翳

小儿眼生翳症，乃脾胃实热，或因胎中受毒，或因乳母好食热毒之物，致令小儿患眼生翳。量儿大小，疾之远近轻重，如一周半载者，其药令乳母吃之。又以蚬壳拂药①，灌入儿口。二三岁者，亦是胎毒也。离母之后患眼者，是儿自受之病，与母无涉，其药须令儿吃。宜戒煎炒油腻糖甜之物，不独患眼宜戒，不戒多生病症，亦能害目。

加味修肝散

栀子　薄荷　连翘　麻黄　羌活　赤芍　菊花②

上等分。为末，每服五六钱，水煎，食后服。

---

① 拂药：《银海精微》卷上无此二字。

② 菊花：《银海精微》卷上此下有当归、大黄、黄芩、木贼、白蒺藜、川芎、甘草七味。

白蒺藜散 方在肝风目暗症内

午后疼痛

午后疼痛症，亦内障也。人身之气血，午后行于阴道，夜则归于肝，阴气偏胜，故午后疼痛而眼昏花也。宜服回阳汤、夜光柳红丸。

回阳汤 治眼珠淡红，羞涩难开。

附子　人参　当归　川芎　茯苓　赤芍药　五味子　细辛
车前子　甘草

上等分，为末，加枣子一枚，姜三片，水煎，食远服。

夜光柳红丸 方在风牵出睑症内　治风湿伤肝。

痛极增①寒

痛极增寒症，是内障也。气为阳，血为阴，此症血盛气衰，阴阳偏胜，阳不胜阴，故痛极增寒。治宜附子猪苓汤、白术汤。又有痛极发热症，是血衰气旺，为阴不胜阳，亦阴阳偏胜，故痛而发热。治宜洗心散、解明散之类。

附子猪苓汤

白芍药　甘草　羌活各两　附子　猪苓
加黄芩、柴胡。
上为末，每服五钱，水煎，食后服。

白术汤

白术　川芎　蔓荆子　没药　白蒺藜去刺　黄芩　防风　菊花　五味子　甘草

---

① 增：《银海精微》卷下作"憎"。

卷之下

五五

上等分，为末，每服五六钱，水煎，食后服。

洗心散

大黄　赤芍药　荆芥　黄连　当归　连翘　薄荷　甘草

水煎，食后服。

解明散

当归　赤芍药　黄芩　菊花　柴胡　地骨皮　车前子　桔
梗　生地　栀子　连翘

上等分为末，每服五六钱，水煎，食后服。

不赤而痛

不赤而痛症，是内障也。不痒不赤而痛，是由荣卫不和，
血气凝滞，七情郁结，肝气冲上，脑中风气夹攻而致病。初患
急服药调治，恐日久变为五风内障，则难治矣。治宜透红匀气
散、川芎散、助阳和血汤之类。

透红匀气散

当归　细辛　白芷　没药　泽兰　天仙藤　甘草　茴香
厚朴　乳香　肉桂　黑牵牛　生地　羌活

上等分，为末，每服三钱，酒调服。

川芎散

川芎　菊花　细辛　鼠粘子　石膏　僵蚕　蒺藜

上等分为末，每服二钱，米汤下。

助阳和血汤方在伤寒热病后症内

视物不真

视物不真症，是内障也。此症视物如隔纱一般，故视物不
真，乃血衰气旺，血荣气卫，气阳而清，血阴而浊，故《素问》

云清阳发腠理，浊阴走五脏。人之五脏应五轮，水轮为瞳人，肾水衰，不能滋生肝木，肝血不荣于目，故不能久视。又肾衰不能与心火既济，故心火上炎，其目必热，则视物不准，治宜驻景丸补肾，四顺凉肝散①之类。

驻景丸

川椒两，去目　楮实子　五味子　乳香　枸杞子　人参各二两　肉苁蓉　菟丝子各五钱

为末，炼蜜为丸，每服二钱，盐汤下。

四顺凉肝散

荆芥　川芎　当归　防风　甘草　汉防己　赤芍

各等分为末，每服五六钱，水煎，食后温服。

患眼头疼

患眼头疼症，是内障也。偶有眼患而偏正头痛者，风也。右边痛属痰热，审是痰，用苍术、半夏，热用酒制黄芩。左属风及血虚，是风用荆芥、薄荷，血虚用川芎、当归、芍药、酒制黄柏，宜变化用之。如注痛，用调气散②表之；热痛者，石膏散、清空散、川芎茶调散主之；若冷痛者酒调散、川芎散、清神散③主之；风毒作痛，菊花散、如神散主之。

桑螵蛸酒调散方在暴风客热症内

---

　　①　散：原作"丸"，据《银海精微》卷下及下文方药本文改。
　　②　调气散：当是"酒调散"，即"桑螵蛸酒调散"。《银海精微》卷下作"酒调散"。
　　③　清神散：原脱，据下文方药本文补。又，《银海精微》卷下作"神清散"。

石膏散

石膏五钱　麻黄二两　首乌五钱　干葛八钱

水煎，食后服。

清空散

川芎五钱　柴胡七钱　黄连炒　防风　甘草炙　羌活各两　栀子两半　黄芩三两半，炒一半，酒制一半

共为细末，每服一钱，热酒内入茶少许，调如膏，临卧抹口内，少用白汤下。如头疼，加细辛二钱；如太阴脉缓，有痰①，名痰厥头疼，去②羌活、防风、川芎、甘草，加③半夏一两五钱；如偏正头痛服之不愈，减羌活、防风、川芎一半④，加柴胡一倍。如发热恶寒，热而渴，此阳明头痛也，只服白虎汤，加香白芷。

白虎汤

知母　石膏　甘草

加白芷。

等分，再加粳米三十粒，水煎服。

川芎茶调散　治诸风上攻头目、偏正头痛、热头风。

薄荷八钱　防风二两半　细辛两　羌活　白芷　甘草各二两　川芎　荆芥各四两

为末，每三钱，葱白茶调，温服。

川芎散　治冷头风。

石膏二钱五分　草乌一分五厘　川芎二分　薄荷⑤二分　白附子

---

① 痰：原作"疾"，据《卫生宝鉴》卷九改。

② 去：原作"加"，据《卫生宝鉴》卷九改。

③ 加：原脱，据《卫生宝鉴》卷九补。

④ 如偏正头痛……川芎一半：此一十八字原脱，据《银海精微》卷下补。又，《卫生宝鉴》卷九与《银海精微》文字略同，惟无"偏正"二字。

⑤ 荷：原字不清，据《银海精微》卷下补。

二分　甘草一分　白芷一分　细辛一分　仙灵脾三分

□□①服。

清神散②　治冷头风。

枳壳　白芷　石膏　甘草　细辛　麻黄各等分

水煎，食后服。

菊花散方在迎风洒泪症内

如圣散

白芷　川乌　防风各两　细辛二分半　雄黄二分　草乌泡过，去皮　两头尖

共为细末，温酒调下，二日服一次。

通顶散　治一切头风。

川芎　白芷　谷精　藜芦　防风　薄荷　牙皂　蔓荆子　细辛　蒲黄等分

为末，口含水噀之，吹入鼻内亦可。

雄黄丸　治偏正头风。

全蝎　雄黄各钱　盆硝两半　乳香　没药各二钱　薄荷　川芎各钱　片脑一分

为末，口含水噀，吹鼻内，日二次。

贴诸般疼痛眼方

赤芍蒲黄与郁金，芙蓉研末拌均匀。

朱缺土螺紧姜汁，若然常痛只擦睛。

痛甚，加白芷、南星、无名异③，血见热，加生川乌，等

---

① 　□□：疑为"为末"。

② 　清神散：《银海精微》卷下作"神清散"。

③ 　无名异：软锰矿的矿石。据《证类本草》卷三，能治金疮折伤内损，止痛，生肌肉。生于石上，状如黑石炭。

分为末，热水调搽眼眶四围，干了再换。

能远视不能近视　能近视不能远视

二症皆内障也。能远①视不能近视者，是气旺血衰，所以近视不明，皆因水缺也，治宜六味地黄丸、补肾丸主之；能近视不能远视者，是血虚气不足，所以远视不明，皆因无火也，治宜地芝丸、千里光散、菊花散。随人之气血虚实加减补药。

六味地黄丸　治肾虚，眼不耐视，神光不足。

熟地黄　白茯苓　牡丹皮　泽泻　山茱萸　山药

一方加川芎、蔓荆子、当归。

共为细末，炼蜜为丸如梧桐子大，每服三十丸，空心服。

补肾丸方在前②

地芝丸

甘菊花　枳壳各两　生地四两　天门冬四两

加麦门冬亦可。

共为细末，炼蜜为丸，每服三十丸，空心盐汤下。

千里光散

菊花　千里光　甘草等分

为末，每三钱，临卧清茶下。

菊花散

菊花四两　甘草五钱　生地四两　白蒺藜二两，炒，去刺

为末，每服二钱，米泔水下。

---

① 远：原字不清，据《银海精微》卷下补。

② 方在前：应为"方在后"，"蝇翅黑花"症下。

蝇翅黑花

蝇翅黑花症，是半内半外症也。或有如蝇翼遮睛，或外症全无，似乎见有蝇翼掩映，皆因肾家水缺，不能滋生肝木而成虚热，肝木焦枯，胆气不足，故行动举止则眼中神水荡漾，有黑影如蝇翅。治宜猪苓散顺其肝肾之邪热，次用黑参汤以凉其肝，则胆经清净之廓无邪热之所侵，后用补肾丸，其黑花自消也。

猪苓散

猪苓两　车前子五钱　木通　大黄　栀子　黑狗脊　蓄各二两　滑石　苍术

为末，每服三钱，盐汤下。

黑参汤

黑参　黄芩　生地　赤芍　菊花　青葙子　蒺藜等分

为末，每服四钱，水煎服。

补肾丸

石菖蒲　枸杞子　白茯苓　人参　山药　泽泻　菟丝子肉苁蓉各两

为末，炼蜜为丸，每服五十丸，盐汤下。

充风泪出

充风泪出症与迎风洒泪症同，常时泪出汪汪，流之不绝。其症不一，有肾虚不能生肝木，肝经受风而虚损，所以迎风而泪出也。肝经虚者，宜服补肝散；热泪者，宜服川芎茶调散；肝风者，宜服苍术散。不赤不痛泪出，谓之风泪；肿痛赤涩泪出，谓之热泪；迎风而泪出汪汪，冬月多而夏月少，拭却还生，不分四季皆有，谓之冷泪。冷泪者，以乳香川乌丸，用乳香一的①，川乌一个，草乌二个去皮，明矾一钱，白面②块一个，为末，猓猪胆汁为丸如黍米大，每用一粒，夜卧时放在眼之大眦头，泪止③即止。又有肺脏久冷，大眦有窍，名为泪堂，泪堂通肺腑，此泪难治，久流则能令目昏暗。血气虚弱之人，不肿不赤，但淡紫红者，涩痛泪出，是虚泪。另有家制骕骦④散。

止泪补肝散 治肝虚，迎风泪出不止。

蒺藜　当归　熟地　川芎　白芍　木贼　防风　夏枯草血虚不用，等分

为末，每服二三钱，茶酒任下。

苍术散 治风湿伤肝，湿泪昏花。

苍术　木贼　香附米　夏枯草　蝉蜕　甘草　蒺藜　白芷　防风　蔓荆子　川芎　僵蚕等分

为末，每服二三钱，茶清下⑤，酒亦可。

川芎茶调散 治一切热泪，眼弦湿烂。

川芎　防风　羌活　甘草　木贼　石膏炒　石决明　荆芥　薄荷　菊花

为末，每二三钱，茶下。

补肝散 治冷泪。

当归　熟地　川芎　赤芍　防风　木贼

水煎服。

---

① 的：疑为"两"。
② 面：疑为"曲"。
③ 止：《银海精微》卷上作"出"。
④ 骕骦（sùshuāng 肃霜）：古时良马名，此喻药之珍贵。
⑤ 下：原脱，据《银海精微》卷上补。

菊花散　治热泪。

菊花　川芎　木贼　香附子　夏枯草　羌活各两　草乌　防风　甘草　荆芥　白芷各五钱

为末，每服三钱，茶下，水煎亦可。

又方　治实泪。

菊花　蒺藜　防风　羌活　川芎　夏枯草　木贼　甘草各三两

为末，每服二钱，滚水调下，水煎亦可。

苍术止泪散①

木贼　香附子　白芷　石膏　菊花　荆芥　蒺藜　薄荷　当归　白芍　川芎　蝉蜕　夏枯草等分

为末，每服三钱，食后茶调下。

痒极难忍

痒极难忍，是半内半外症，眼中发痒而难忍。乃肝经受热，胆有虚热，风邪攻充，肝含热极②，受风之燥，本摇风动，故凡痒属虚，凡痛为实。有眼珠痒者，有眼弦痒者，以煨姜摩擦，泪通痒止。如湿痒，以碧天丹洗之，或晨早以盐汤入桑白皮、防风、荆芥、薄荷煎洗。此症实肝脾二经受风邪，治宜三霜丸、拨云散、绵裹散，更以家制骐骥散点之，立即建功而获效也。

三霜丸　治痒极难忍。

姜粉　枯矾　白硼砂等分

为末，口津液调和如粟大，要用时，将一粒放于大眦。

绵裹散　治眼湿泪，烂弦眼。

---

① 苍术止泪散：原方药物中无苍术。

② 极：原脱，据《银海精微》卷上补。

当归　黄连各一钱　铜青七分　枯矾四分　朴硝

为细末，用绢裹住，每一个约龙眼核大。用时将一个滚水泡，日洗二次。

眼内风痒

眼内风痒症，盖人之患眼遇风则痒极。乃肝虚合蓄风热，胆经风毒上攻入眼。治宜藁本乌蛇汤、补胆汤，更以家制骟骟散点之，无不立愈。

藁本乌蛇汤

藁本　乌蛇　防风　白芍　羌活　川芎　细辛

或浸酒，或煎服亦可。

补胆汤

前胡　马兜铃　茯苓各两　柴胡　人参　桔梗　细辛　黑参

为末，炼蜜为丸，每服三钱，滚水下。

治症诸方①

盖眼泪有三，一曰冷泪，二曰热泪，三曰眵泪。冷泪者，其眼不赤不痛，无翳无膜者，凡早出迎风有泪，或至秋天迎风有泪，其泪自出，病在肝也；热泪者，如糊粘下，与胞睑皮红肿，眼不能视日，夜见灯火泪涌出，病在心也；眵泪者，两眼如糊粘而赤肿，兼生努肉，其病在肺。诸治方列后。

冷泪肝经止泪方

当归　青盐　生地　木贼

热泪方

荆芥　栀子　黄芩　黄连　木贼　地黄　夏枯草

---

① 治症诸方：原脱，据目录补。

眵泪方

桑白皮　夏枯草　黄芩　川芎　木贼　葶苈　麦门冬　栀子

川芎丸　治头风冷泪。

川芎　细辛　白术　甘菊　白芷等分

为细末，作丸如黍米大。夜卧放一粒于目中，一个时一换。

昔有人视一物作两物，医者作肝气有余，故见一为二，教服补肝气药，不验。此何疾也？尝思孙真人有云：目之系上属脑，后出于项中，邪中于头，缝①身之虚，其入深②则随目系入于脑，入于脑则转③，转则目系急，急则目眩以转，邪中其睛，所中不相比则睛散，睛散则岐④，故见一物为两物也⑤。后令服祛风入脑药，则愈。

密蒙花散　治冷泪昏暗。

密蒙花　菊花　蒺藜　石决明　木贼　白芍　甘草等分

为末，每服一钱，清茶下，服半月加至二钱。

羌活散　治风气攻眼，昏涩多眵。

羌活　川芎　天麻　旋覆花　藁本　防风　蛇蜕　甘菊
细辛　杏仁去皮，各二两　甘草炙，五钱

为末，每服四五钱，水煎，食后服。

又方　治肝虚，或当风泪出，镇肝明目。

用腊月犍牛胆盛黑豆，不论多少，浸，候百日开取，食后

---

① 缝：通"逢"。又，《备急千金要方》卷六作"逢"。
② 入深：原作"人沉"，据《备急千金要方》卷六改。
③ 入于脑则转："入于脑则"四字原脱，据《备急千金要方》卷六补。
④ 岐：同"歧"。
⑤ 目之系上属脑……一物为两物也：语本《备急千金要方》卷六。

夜间吞三七粒，神效。

羚羊角散 治肝脏实热，眼目昏暗，时多热泪。

淡竹叶少许 羚羊角 黄芩 栀子 括蒌① 胡黄连 菊花
细辛

水煎，食后服。

六一丸 治热泪。

蛤粉 黄连 木贼 香附米

为末，糊丸，茶下。

通草散 治风泪障翳。

通草 羌活 赤芍 甘草 川芎 当归 麝香

为末，糊丸如皂角子大，百沸汤下，泪眼神效。

驻景补肾明目丸 治肝肾俱虚，瞳人内有淡白色，昏暗，
渐成内障，服之能安魂定魄，补血气之虚散。

五味子 熟地黄酒蒸炒 枸杞子 楮实子酒浸 肉苁蓉酒蒸焙
车前子酒洗 石斛去根，各两 青盐另研，两 沉香另研，五钱 磁
石火煨、水飞 菟丝子酒浸另研，各一两

共为细末，炼蜜为丸如梧子大，每服六十丸，空心盐汤下。

救苦散 治热症，用里不得，能退热去赤②。

桔梗 连翘 红花 细辛 归身 甘草炙 苍术 龙胆草
羌活 升麻 柴胡 防风 藁本 黄连 生地 黄芩 知母
川芎 赤芍等分

为末，每服六七钱，加姜三片，葱三根，煎服。

---

① 括蒌：瓜蒌。
② 用里不得……退热去赤：《银海精微》卷下作"用裹不能退，热亦
赤"八字。

决明子散

黄芩　甘菊　木贼　草决明　石膏　赤芍　川芎　羌活
甘草　蔓荆子　石决明等分

为末，每服三钱，水一钟，姜三片，煎至七分，食后服。

贴诸般赤眼　治眼赤肿不开。

黄柏　姜黄　南星　草乌　黄连等分

为末，以姜自然汁调，贴两太阳穴，一二次痛止。如有赤障起，亦可贴。打伤赤肿不开，加芙蓉叶、绿粉调贴，同葱捣贴亦妙。

清凉消毒膏　敷诸热眼。

薄荷叶　芒硝　大黄　细辛　雄黄　黄柏等分

为末，水调涂之，甚效。

经验洗眼散　治时赤眼①热眼。

大黄　山栀子　防风　薄荷　川芎　羌活　甘草等分

用水煎，薰洗。

洗眼汤泡散

当归梢　赤芍药　黄连　杏仁

为末，每日二次，汤泡洗。

酒煎散　治眼有风热，赤涩痛。

防风　防己　甘草　荆芥　当归　赤芍　牛蒡子等分

用好酒煎，食后服。

酒调散

槐花　栀子　牛蒡子　防风　蛤粉

上等分，为末，水煎，食后入酒少许调服。

大黄当归散　治眼壅肿，瘀血凝滞不散，攻充生翳。

---

① 时赤眼：《银海精微》卷下作“时眼”二字。

归尾酒浸 川芎各两 菊花三两 大黄酒炒，五钱 黄芩 苏木 栀子酒炒，各两 红花五钱

水煎①，食后服。

加味汤泡散 洗眼方。

归尾 赤芍药 黄连 杏仁 防风各两 铜青二钱 薄荷三钱

治上实下虚，血贯瞳睛方

防风二钱 羌活 白芍各两半 荆芥二钱 生地 熟地各两半 粉草五钱 当归二钱 川芎四钱 菊花二钱

加茯苓等分，为末，水一钟，入当行黄土一撮同煎，温服。戒食煎炒热毒。

加减驻景丸《易简》 治肝肾气虚，视物晾晾，血少气多。

车前子略炒②，二两 当归 熟地酒洗，各五钱 枸杞子 川椒 楮实子无翳不用 五味子各两 菟丝子酒煮焙，半斤

共为细末，蜜水煮糊丸如梧桐子大，每服三十丸，空心或酒或盐汤下。

拨云散 能散风毒，退翳障，并治风弦赤烂。

羌活 防风 川芎 荆芥 蝉蜕 白蒺藜 甘菊等分

为末，每服二钱，食后桑白皮煎汤调服。

泻胆散 治瞳人干缺内障。

玄参 黄芩 地骨皮 麦门冬 知母各两 黄芪 茺蔚子

共为末，每服五六钱，水煎，食后温服。

天门冬饮子 治辘轳转侧外障。

---

① 水煎：此上原衍"等分"二字，据文义删。

② 炒：原作"效"，据《银海精微》卷下改。

天门冬　茺蔚子　知母各二两　五味子　防风各两　人参
茯苓　羌活各两半

为末，每服五钱，水煎，食后温服。

妙方　治眼有泪而痒，或生翳，或赤痛。

宣连稿①不拘多少，为末　蕤仁去皮，研为膏，等分

和合，取大枣三枚，割头少许，留之，去核，以上二物塞
满枣中，将割下枣头依前合定，以少棉裹之，以水半碗，于罐
内文武火煎至鸡子大，以绵滤，待冷点眼。前后试多人，有翳
者亦多效。

补阳汤　治阳不胜阴，乃阴盛阳虚，则九窍不通，青白翳
见于大眦，及足太阳、少阴经中郁遏，足厥阴经气不得上通，
故目青白翳内阻也。当于太阳、少阴经中九原之下，以监府中
阳气冲天上行，此乃先补其阳，后于太阳标中标者头也泄足厥阴
肝经火也，上下伏于阳中，乃阴治也。《内经》云阴盛阳虚，则
当先补其阳，后泄其阴②，此法是也。每日侵晨③，以腹中无宿
食，服补阳汤，临卧服益阴丸。若天色变大寒大热并劳役，预
日④饮食不调，精神不足，乃先补其阳，气上升，通于肝经末，
利矣。

人参　熟地　黄芪　甘草　白芍　羌活　独活各两　泽泻
陈皮　防风各五钱　知母去毛，炒　当归去芦，酒制　茯苓去皮　生
地炒，各三钱　柴胡三两　肉桂

共为粗末，每服五钱，水三大杯煎至一大杯，去渣，空

---

① 稿：茎秆。
② 阴盛阳虚……后泄其阴：语本《灵枢·终始》。
③ 侵晨：天将亮时。
④ 预日：前一日。

心服。

益阴丸 此丸能泻阴火。

黄连酒洗，炒，两 防风 五味子 甘草 羌活 独活 归尾酒洗，各两半 黄柏 细辛 知母各两 石决明烧[①]存性

共为末，炼蜜为丸如绿豆大，每服三十丸，渐加至六七十丸，茶清下。常服补阳汤，少服此丸。

知母饮子 治花翳多年不退。

知母 茺蔚子各三两 防风 细辛 桔梗 茯苓 大黄 芒硝各两

每服五钱，水一碗煎至五分，食后服。

开明丸 治远年近日翳障昏盲，寂无所见，一切目疾。

熟地黄两半，酒浸 菟丝子 车前子 麦门冬 蕤仁肉 决明子 地肤子 茺蔚子 枸杞子 黄芩 五味子 防风 泽泻

杏仁炒，去皮尖 细辛 青葙子 葶苈子 官桂 白羊肝切片，焙干作末，或以羊肝煮烂作丸，或少则以蜜渍之

共为细末，糊丸如梧桐子大，每服三十丸，滚水下，日三服。忌生姜糟酒煎炒等物。

磨光散 治诸风攻眼，磨翳障，除昏暗。

防风 羌活 菊花 草决明 蝉蜕去足 甘草炙 蛇蜕剪碎，和麻油炒 沙苑蒺藜形如羊肾者，慢火略炒 石决明捣碎研细，以水飞过，各五钱

共为细末，每服一钱半，食后麦门冬煎汤调服。

决明散 治眼见黑花不散。

决明子 甘菊各两 防风 车前子 川芎 细辛 栀子仁

---

① 烧：原脱，据《银海精微》卷下补。

玄参　茯苓　蔓荆子　山茱萸各两半　生地三两

共为末，每服二钱，食后盐汤下。

小儿疳眼　治泄泻后眼不开。

当归　菊花　黄连各五钱

为末，水一盅入蜜一匙，煎三沸，服。

疳积眼方　治眼有白膜，神效。

茯苓三钱半　猴顶骨三钱半　建连三钱半　枯矾三两　马晋草①三钱半　白术一钱　神砂②钱　琥珀钱　防风　淮山三钱半　洋参钱　珍珠钱　燕窝钱半　朱砂五分

共为细末，葱、猪肝食，或牛羊肝亦可。

又方　治眼有白膜，疳症。

金蜕③　木贼　白菊　蒙花　夜明砂各钱

为细末，蒸猪肝食。忌食鸭及鸭蛋。

苍术散　治小儿痘疮入眼，生翳膜，羞明怕日等症。

苍术　槐花　防风　干葛　藁本　川芎　蛇蜕　枸杞子　蒺藜　黄芩酒炒　白菊　乳香不见火，药煎成方下　蝉蜕　木贼　石膏　谷精　甘草　没药不见火，药煎成，同乳香放在碗冲药水

为末，水煎，食后服。大人水煎，小儿酌量服之。

兔矢散矢，古屎字　治疮疹入眼及昏暗障翳。

兔屎二钱　为末，茶清下，或滚水调服亦可。

小儿痘疹入眼方

柴胡汤，又用茶调洗肝散。如眼赤，用四物汤。

---

① 马晋草：不详。

② 神砂：疑为"硇砂"。

③ 金蜕：蝉蜕。蝉蜕色黄，故名。

四物汤

赤芍　羌活　蝉蜕　木贼　黄芩　大黄　蒙花　粉草　桔梗　蒺藜　郁金　当归　防风　草龙胆　川芎　独活　石膏　川椒　菊花　草决明　黄连　荆芥　苍术　车前子　谷精

廿五味等分，为末，每服五六钱，加灯心十根，煎服。

小儿眼闭不能开

用葶苈子为末，取猪胆汁调，贴额上。

补肝散《局方》　治肝虚目痛，经脉疼痛，冷泪不止，羞明怕日，夜更痛。

夏枯草五钱　香附米两

为末，每服五钱，茶下。朱丹溪方加甘草五钱。

羊肝丸《类苑》　治目疾内障。

夜明砂　蝉蜕　木贼　当归各二两　羊肝四两

以羊肝去筋膜，水煮，捣，为丸如桐子大，每服二钱，空心白滚汤下。

二百味草花膏赵谦　治目赤泪流，或痛或痒，昼不能视，夜恶灯火。

羖羊胆　蜂蜜

入蜜胆中蒸熟，候干研细，为膏，每含少许，或点目中。又法，腊月入蜜胆中，纸笼套住，悬屋檐下，待霜出扫取，点眼。

点眼方　治目中阳症百病。

黄连为末　人乳

或加朴硝，用乳汁浸，点眼内。

百点膏东垣　治翳膜遮睛，如云气障隔。

黄连一钱，以水一碗，煎至半碗，再入后药　当归　甘草各六分

防风八分　蕤仁去皮尖，研，三分

同熬滴水不散去渣，入蜜少许，煎少时，要病人净心点之，至目微痛为度，日五七次，使药力相续，故曰百点膏。

圆明膏东垣　治眼生翳及瞳人散大，因劳心过度，饮食失节。

柴胡　麻黄　黄连　生地各五钱　归身三钱　甘草　诃子皮湿纸包煨，各二钱

以水二碗先煮麻黄至一碗，去沫，入各味同熬，至滴水不散，去渣，入蜜少许再熬，点之。

眼热方

谷精钱　木贼钱　蝉蜕六只，去足　生地钱　甘菊钱　七兀钱丝饼①钱　荆芥一钱　防风钱　麦冬钱，去心　牛膝钱

净水煎服。

又方

黄芩六分　黄柏五分　栀子八分　赤芍六分　红花七分　归身钱连翘二分　黄连五分　白菊八分　谷精钱　茯神八分　大黄二钱胆草钱　犀角钱　石膏八分　生地一钱　木贼

如有翳膜，加密蒙花九分。水煎，食后服。

洗眼热方

朴硝两半　川连五钱　归身二钱　生地钱　生栀三钱　红花二钱

为末，每次用二三钱煎水，洗眼。

眼热方

青黛钱　柴胡八分　花粉钱二分　防风钱　桔梗钱二分　枳壳钱　蝉蜕八分，去足　甘草八分

① 丝饼：菟丝饼。

加绿豆壳二钱。水煎，食后服。

草龙胆散 治上焦风热，毒气攻冲，眼目暴赤，碜痛羞明，多眵，迎风有泪、翳膜遮睛，努肉扳睛，隐痛等症。

草龙胆　木贼　草决明微炒　甘草炙，各二两　川芎　香附米各四两

为末，每服二钱，麦门冬热水入沙糖少许同煎，食后服。

地黄散 治黑睛或白睛先赤而后痒、迎风有泪、隐涩不开。

生地两　白芍五钱　当归五钱　甘草五钱

为末，每服五钱，煎服。

嗜鼻散 治目受风热，肿赤难开。

雄黄　辰砂各三两　细辛五钱　麝香　冰片各一分

共为极细末，令患者口含水，以药末少许吹入鼻中。

泻肝散 治天行赤眼外障。

知母　桔梗　茺蔚子　大黄　玄参　羌活　细辛

车前饮 治肝经积热，上攻眼目，逆顺生翳，血灌瞳人，羞明怕日。

车前子炒　密蒙花　草决明　白蒺藜炒，去刺　草龙胆　羌活　菊花　粉草

还睛补肝丸 治肝虚两目昏暗，睛冲下泪。

白术　细辛　川芎　人参　决明子炒　羌活　当归　茯苓苦参　防风　官桂　地骨皮　玄参　黄芩　五味子　车前子菊花　青葙子　甘草炙

为末，蜜丸梧子大，每服三四十丸，不拘时米饮下。

镇肝丸 治肝经不足，内受风热上攻，眼目昏暗，痒涩难开、多眵洒泪、怕日羞明，时发肿赤，或生翳障等症。

远志去心，三两　地肤子二两　青葙子炒　茯苓　防风　决明

子　蔓荆子　人参各两　山药　甘菊　柏子仁　甘草　细辛　玄
参　车前子　地骨皮

为末，蜜丸梧子大，每服三十丸，食后米饮下，日三服。

羌活散　此散镇肝明目，能治暴赤眼，一切内外障翳。

羌活　川芎　防风　覆花①各五钱　楮叶　楮实　苍术米泔
浸，去皮　蝉蜕　木贼　菊花　桑叶　甘草各二两

为末，每服二钱，清茶下，早晚食后、临卧时各一服。合
药时不得犯铁器，及不见火，忌面食及诸毒物。

青葙子丸　治肝虚积热外障。

青葙子二两　车前子　菟丝子　熟地　茺蔚子　五味子　细
辛　防风　人参　泽泻　茯苓各两

为末，蜜丸如梧子大，每服三十丸，空心茶清下。

地黄丸　治用力劳心，肝虚风热攻眼，赤肿羞明，渐生翳
膜，兼肝肾风毒，热气上冲，久视目疼，伤肝血。肝主血，勤
书则肝伤而目昏，肝伤则目伤，风与热气凑目，不宜专服补药，
益血镇肝则可。

熟地两半　菊花　防风　朱砂光明的乃可　羌活　桂心　没
药各五钱　决明子　黄连各两

共为末，炼蜜为丸如梧子大，每服三十丸，食后滚水下。

菊花散　治肝受风毒，眼目昏矇，渐生翳膜。

甘菊花四两　蝉蜕去足　白蒺藜炒焦，去刺　木贼童便浸一宿，
晒干　羌活各三两　荆芥　甘草各二两

为末，每服二钱，食后茶下。

汤泡散　治肝虚风热攻眼，赤肿羞明，渐生翳膜。

---

① 覆花：旋覆花。

杏仁　防风　黄连　赤芍　归尾各五钱　铜青三钱　薄荷三钱

上剉碎，每服二钱，极沸汤泡，乘热先薰后洗，冷则再换热用，日两三次。一方入白盐少许，沃洗，盐能散血。

雷岩丸　治男妇肝经不足，风邪内乘，上攻眼睛，泪出，羞明怕日，多见黑花，翳膜遮睛，胞睑风粟，或痒或痛，隐涩难开，兼患偏正头风，牵引两目，渐觉细小，视物不明，皆因肾水不能既济肝木。此药久服，大修肾脏，能添目力。故世人服药多不知其根源矣。

枸杞子　菊花各二两　巴戟酒浸一宿，去皮心　肉苁蓉　牛膝各两　川椒三两，去目　黑附子青盐二钱，以米泔水同清水浸，去皮根

共为细末，浸药水煮面糊为丸如梧桐子大，每服三四十丸，空心温酒下。

万寿地芝丸东垣　治目能近视，不能远视，并能治风热。

天门冬去心　生姜焙，各四两　甘菊花二两　枳壳炒，三两

共为末，蜜丸如梧桐子大，每服五十丸，食后茶、酒任下。

竹叶汤　治肝脏实热，眼赤疼痛。

黄芩　升麻　淡竹叶　木通　黄连　车前子　玄参　芒硝栀子　大黄炒

水煎，食后服。

龙胆饮　治肝脏实热，眼赤肿痛。

草龙胆　栀子　防风　茵陈　川芎　玄参　菊花　楮实甘草　荆芥穗

水煎，食后服。

决明子散　治肝脏实热，目眦生赤肉涩痛。

决明子炒　柴胡　黄连　竹叶　防风　升麻　细辛　菊花
黄芩　白芍　木通

水煎，食后服。

泻肝散　治肝热赤眼肿痛。

栀子仁　荆芥穗　大黄　枯芩　白芍　蝉蜕　木通　甘草

水煎，食后服。

羊肝丸　治肝经有热，目赤睛痛，视物昏涩，及治障翳青
盲之症。

羯羊①肝五两，切片生用　黄连研末

先将羊肝去筋膜，于砂盆内擂烂，入②黄连末和，为丸梧
子大，每服五十丸，不拘时滚水下。忌食猪肉生冷。昔唐崔承
元内障丧明，夜坐闻有声，问谁，答曰：昔③蒙出活，今特来
谢。授此方，依方修合服之，眼复明朗。

助阳活血汤　治眼发之后热壅甚，白睛红，多眵泪，无疼
痛而隐涩难开，此因服苦寒药过多，真气不能通九窍也，故眼
花不明。宜补阳和血补气，眼中自然明朗。

柴胡　白芷　升麻　当归　黄芪　防风　蔓荆子　甘草

水煎，临卧热服。忌风寒及生冷。

磁朱丸　治一切内障等症。

磁石二两　朱砂一两　神曲三两，半生半炒

为末，蜜丸，每服三钱，滚水下。

甘菊花汤　治肝气壅塞，翳障遮睛，隐涩难开。

甘菊　木贼　防风　蒺藜　栀子　蝉蜕　甘草　木香

---

① 羯（jié 揭）羊：公羊，特指骟过的。
② 入：原字模糊，据《银海精微》卷下补。
③ 昔：原作"营"，据文义改。

水煎，食后服。

甘菊花散　治一切眼疾。

菊花　升麻　旋覆花　石决明　川芎　大黄炒，各五钱　石膏　羌活　地骨皮　青葙子　木贼　黄芩　防风　栀子仁　荆芥　黄连　甘草　草决明

共为细末，每服五钱，水一碗，蜜一盏，煎至七分，食后温服。

五子平西散自拟　治肺家实热，白仁红赤，翳膜侵睛等症。

牛蒡子　山栀子　决明子　蔓荆子　葶苈子　桑白皮　津桔梗　木贼　蝉蜕　木通　蒺藜　荆芥穗　汉防己　甘草

为末，每服二三钱，空心滚水下。

九子连环进天门丸自拟　治风热毒气眼，翳膜遮睛，内外瘀障等症。

五味子　山栀子　葶苈子　车前子　决明子　枸杞子　青葙子　地肤子　茺蔚子　天门冬　川黄连　黄芩　防风　泽泻

为末，蜜丸梧子大，每服三四十丸，滚水下。

圆灵丹　治扳睛翳膜，痒涩羞明，赤筋碧晕，内外障瘀，风热发赤。

苍术米泔浸，四两　川芎　柴胡　白附子　远志去心　羌活　独活　菊花　青皮　青葙子　陈皮　荆芥　石膏　防风　全蝎　仙灵脾　木贼　楮实　黄芩　甘草

蜜丸梧子大，每服三钱，滚水或茶下。

地黄丸　此方治内障，又治右眼小眦青白翳，大眦微显白翳，脑痛，瞳人散大，上热恶寒，大便涩，或时难，小便如常，遇天热则头痛睛胀，能食，日没后天阴则昏暗等症。

熟地黄八钱　生地黄　黄柏　当归酒制　丹参　知母　黑附子　寒水石　茺蔚子　芍药一两三钱　防己酒制，三钱　牡丹皮　羌活　川芎　柴胡各五钱

共为细末，蜜丸梧桐子大，每服五六十丸，空心白滚汤下。如消食未尽，候饥时服之。忌语言。东垣《兰室秘藏》方云翳在大眦加葛根、升麻，翳在小眦加柴胡、羌活①是也。

补肾丸　治内障及黑翳，如珠外障。

人参　茯苓　细辛　五味子　桔梗　肉桂各两　干山药　柏子仁各二两　熟地黄一两五钱

加知母、黄柏各二两，青盐两。

为末，蜜丸梧桐子大，每服三四十丸，空心白滚水下。

退热饮子

防风　黄芩　桔梗　茺蔚　大黄　玄参　细辛　五味子

水煎，食后服。

搜风散　治旋螺尖起外障。

防风　大黄　天门冬　五味子　桔梗各两　细辛　茺蔚各三两　菊花　白芍各两半

为末，每服五钱，水煎，食后服。

搜风散　治鸡冠蚬肉外障。

防风　桔梗②　大黄　细辛　黄芩　玄参　车前子　芒硝等分

为末，每五钱水煎，食后服。

摩风膏　治鹘眼凝睛外障。

黄芪　细辛　当归　杏仁　防风　松脂　黄蜡各两　白芷

---

① 翳在大眦……羌活：语见《兰室秘藏》卷上。
② 桔梗："桔"原作"枫"，据《银海精微》卷下改。

小麻油各四两

为末，熬成膏，涂之。

补肾丸　治眼暗浮花，恐变成黑风内障。

泽泻　细辛　菟丝子酒浸，焙干　五味子炒，各一两　茺蔚子焙，二两　山药两半　熟地黄焙，两

蜜丸桐子大，每服三四十丸，滚水下。

磁石丸　治雷头风变内障。

磁石烧红醋浸三次　五味子炒　干姜　牡丹皮　玄参各两　附子炮，五钱

为末，蜜丸梧子大，每服三十丸，食后清茶或盐汤下。

泻肝散　治肝虚雀目，恐变成五风内障，服此。

防风　黄芩　桔梗　赤芍　大黄等分

为末，每服二钱，入芒硝些小，水煎，临卧服。

升阳柴胡汤　升阳①泄阴，又名羌活柴胡补阳汤。

柴胡　羌活　独活　甘草　归身　熟地酒洗　楮实　人参　白术　茯苓　黄芪各五钱　泽泻　陈皮　防风各三钱　知母三钱，酒浸，夏月用五钱　肉桂五分

为粗末，每服五钱，水二钟煎至一盏，去渣，稍热服，仍合一料，炼蜜为丸，食远清茶下。如天气炎热，加五味子三钱，天门冬去心、楮实各五钱。

桑白皮汤　治目生花翳白点，状如枣花。

桑白皮　木通　泽泻　犀角　黄芩　甘草　玄参　旋覆花　大黄　菊花

水煎，食后服。

---

① 升阳：此上原衍"治"字，据《银海精微》卷下删。

枸苓丸 治肾家虚耗，水不上升，眼目昏暗，远视不明，渐成内障。

枸杞子四两　茯苓八两，去皮　当归二两　青盐两，另研　菟丝子四两，酒浸蒸

为末，炼蜜为丸如桐子大，每服六七十丸，滚水下。

熟地黄丸 治血弱阴虚，不能养心，致心火旺，阳火盛，遍头肿闷，瞳人散大，视物则花。理当补养血①，凉血益血，除风散火。

熟地黄两　五味子　枳壳炒　甘草炙，各三钱

为末，蜜丸梧子大，每服三钱，食远茶下。辛辣物助火邪，寒物损胃气，最宜戒之。

煮肝散 治目生黑花，渐成内障，及偏视肿痛涩痒，短视倒睫。

羌活　独活　青葙子　菊花

为细末，每服三钱匕，用羊肝一叶切薄，淡竹叶数片同裹如棕子大，另用黑豆四十九粒，米泔一碗，同煮豆烂，泔干为度，取肝细嚼，温酒下，又将豆食，空心，日午夜卧服。

芎劳散 治目晕昏涩，视物不明。

白芷钱　芎劳　地骨皮　荆芥穗　何首乌　菊花　旋覆花　草决明　石决明　甘草各两　青葙子　蝉蜕去足　木贼

为末，每服一钱匕，米泔水调下。

涤风洗眼方 治风毒攻眼，赤痛痒痛。

黄连　蔓荆子各五钱　五味子二钱

为末，分三次煎水，洗眼。

---

① 补养血：《银海精微》卷下作"养血"二字。

通顶散　治风毒攻眼并夹脑风。

细辛　香白芷　藿香叶　川芎　踯躅花

为细末，每用先含新汲水一口，挑少许嗫鼻内，以手擦太阳穴。

铜青方　治风弦毒眼。

铜青黑豆大一块　防风二钱　杏仁二个，去皮尖

切碎煎，乘热洗眼。如痛，加当归。

蝉壳散　治眼目风肿及生翳膜。

蝉壳　地骨皮　黄连　牡丹皮　苍术米泔浸焙　白术　菊花各两　龙胆草①五钱　甜瓜子三两

为末，每服一钱半，荆芥汤下。

凉膈丸　治眼状青色大小。

黄连　黄芩　荆芥　胆草　芦荟　防风各二两　黄柏　地肤子

为末，蜜丸桐子大，每三十丸，薄荷汤下。

麦门冬散　治血灌瞳人，昏涩疼痛，及辘轳开展等症。

麦门冬　大黄　黄芩　桔梗　玄参　细辛　芒硝

水一钟煎至七分，去渣，下芒硝少许，食后温服。

连翘饮子　治目②中恶翳，与大眦隐涩，小眦紧，久③视昏花，迎风有泪。

连翘　当归　菊花　蔓荆子　甘草　柴胡　升麻　黄芩防风　黄芪　羌活　生地

水煎，食后服。

调经散　治室女月水停久，倒行逆上冲眼，先以光明散点，

---

① 龙胆草："胆"原作"脑"，据《银海精微》卷下改。

② 目：原脱，据《银海精微》卷下补

③ 久：原作"入"，据《银海精微》卷下改。

血膜不退，则用珍珠散调其气，则血自通矣。

乌药　香附米　陈皮　川芎　当归　茯苓　防风　荆芥

升麻　干葛　血竭　紫薇花　红花

血①不通，加苏木；气不顺，加木香、沉香。二香不过火，煎好药，将二香末先放在碗，然后斟药温服。若经脉月流不断，或②因气胀冲眼，眼珠肿痛，翳膜不退，服天麻散。

天麻退翳散　治垂帘翳障，昏暗失明。

当归两，好酒浸，焙干　熟地黄两，酒浸，焙干　川芎两半　赤芍两半，热水泡　白僵蚕两，姜③汁炒　蝉蜕五十只，水泡洗，去足　羌活　防风　荆芥　木贼各两　草决明两，存性④　白蒺藜两半　白芷两半　甘草七钱　麦门冬二两　黄芩　厚枳壳炒　蔓荆子　羊角天麻炒，存性　菊花两　密蒙花七钱

共廿一味，为末，每服六七钱，加莲子三个，灯心七根，水一钟半煎至八分，食后温服。若眼红，加黄连。

酒煎散　治眼赤色，有气热，又治妇人赤肿，膜下垂等症。

汉防己　防风　甘草　荆芥　当归　赤芍药　牛蒡子

酒煎，食后服。

大黄当归汤　治眼壅肿，瘀血凝滞，攻冲生翳。

当归　菊花　大黄炒　黄芩　红花炒　苏木　栀子炒

水煎，食后服。

当归薄梗汤　治眼生翳，泪出羞明，发久不愈，可变汤

---

① 血：原脱，据《银海精微》卷下补。

② 或：此字下原衍"或"字，据《银海精微》卷下删。

③ 姜：原作"羌"，据《银海精微》卷下改。

④ 存性：此上当有脱字。又，《银海精微》卷下"草决明"作"石决明"，烧过存性用。

为散。

薄荷　桔梗　知母　黑参　赤芍　黄芩酒炒　生地　菊花
芜蔚　当归　桑白　防风　川芎　白芷　甘草

为末，每五六钱水煎，食后服。

黄芩白芷散　治眼中血翳，泪出羞明，发久不愈。

当归　黄芩　防己　防风　川芎　白芷　蒺藜　石决明
桔梗　草决明　青葙子　密蒙花　芜蔚子　菊花　木贼　知母
赤芍药

为末，每服五六钱，水煎，食后服。

黄风菊花汤①　治初起努肉扳睛。

防风　黄连　桑白皮　赤茯苓　瞿麦　车前子　栀子　大
黄　黄芩　细辛　桔梗　连翘

水煎，半饥温服。

加减当归菊连汤　治膜下垂初发，服此方最效，久病此方
收功。

当归　白芷　赤茯　黄芩　知母　桑螵蛸　生地　木通
连翘　麦冬　菊花　覆盆子　防风　川芎　石膏　芜蔚　甘草

水煎服。

治眼赤肿方②

大黄　荆芥　郁金　薄荷　朴硝

痛，加没药。为末，用姜汁调。或赤，加葱根捶烂，和药
贴太阳二穴。

小拨云汤　治目涩痛烂泪出，羞明怕日，血灌瞳人。

---

① 黄风菊花汤：原方药物中无菊花。
② 方：原脱，据《银海精微》卷下补。

黄芩　甘草　栀子　大黄　龙胆草　白芍　郁金　羌活
蝉蜕　木贼　当归　密蒙花　蒺藜

水煎，食后服。

洗心散　治眼目肿痛，难开涩泪。

大黄炒　黄芩　栀子　甘草　黄柏　木通　赤芍　菊花
防风　荆芥

水煎，食后服。

密蒙花散　治久患内外障翳，羞明怕日，迎风洒泪，肿痛
难开，努肉扳睛，风热气障等症。

蒙花　威灵仙　草决明　羌活　黑附子　大黄　石膏　川
椒炒　木贼　甘草　蝉蜕　独活　楮实子　川芎　荆芥　车前
子　防风　菊花　黄连　苍术

为末，每服五六钱，加灯心煎服。

消风散　治一切风毒上攻，头目拘急，鼻涩等症。

藿香　白芷　全蝎　甘草　防风　青风藤

又方　治症同前。

荆芥　甘草　羌活　防风　陈皮　川芎　苏叶　蝉蜕　香
附米　升麻　麻黄

加姜、葱，煎服。

治烂弦风眼，不问远年近日。

洗药

黄连　五倍子　蕤仁　当归　明矾煅　铜青

为末，将小钟装水，入药于内，饭上蒸过，药水点洗患处，
甚妙。

时行热眼方①

防风　川芎　生地　赤芍　栀子　龙胆草　苍术浸,炒　甘草　荆芥　黄柏

水煎，食后服。

烂弦风眼方②

用白矾，光③醋飞过，取无病妇人乳汁调，鸡毛点搽之。

烂弦风赤眼方④

水银一钱　银朱⑤五分　铜青三分

用姜包煨，为末，筛过，点眼神效。

患眼头痛，**消风散**

藿香　川芎　甘草　人参　茯苓　荆芥　逢州豆　甘草蚕　陈皮　蝉蜕　羌活　独活　防风

加细辛、白芷、薄荷，名川芎茶调散。

冷眼，用火硝二钱，水飞过，晒干，炼过炉甘石二分和匀，流泪风痒，并能治之。

热眼，用硼砂枯过研细一钱，上冰片二厘，和匀，点眼神效。

暴赤眼，用鸡子一个去黄用白，黄连研细末一钱，入鸡子白内，纸封，放烂泥中埋一日一夜，次早取出，点眼极效。

鹅不吃散　治眼红肿痛涩难开，可令患者含水一口，将此散吹入鼻，以通其气，散其风邪。

---

① 方：原脱，据《银海精微》卷下补。
② 方：原脱，据《银海精微》卷下补。
③ 光：疑为"先"。
④ 方：原脱，据《银海精微》卷下补。
⑤ 银朱："银"原作"砠"，据《银海精微》卷下改。

鹅不吃草①二两　川芎　白芷　石菖蒲　蔓荆子各三钱　细辛　牙皂　全蝎各一钱　郁金三钱

为细末，罐收，勿泄气。

五黄膏　治目肿涩痛，以冷洗应验。

黄连　黄芩　黄柏　大黄　黄丹

为末，以芙蓉叶，用冷水或煎茶调，贴两太阳穴。

白敛膏

白及　白芷　白敛

为末，牛脂熬成膏，如前贴法。

四生散　治眼目被物刺伤，或摸②损。

生地黄　生薄荷　生艾叶　生当归　朴硝

共捣烂，贴眼眶并患处。

神仙散　治头目昏眩，偏风痛极。

甜瓜蒂　焰硝　雄黄　苍耳子　川芎　薄荷　藜芦　郁金

为末，令患者口含水，将药末吹入患者鼻中。

碧天丹

铜青五钱　明矾四钱　五倍子钱　白墡土③二钱　海螵蛸二钱　薄荷五分

为末，用老姜汁和，为丸如龙眼核大，要用时将一丸以淡姜汤一盏泡散，洗眼弦，次日再洗，依此洗三四次即愈。

八仙丹　治烂弦风眼，有虫痒者。

当归七分　铜绿钱　薄荷七分　白矾钱　黄连　五倍　焰硝各五分　轻粉一分

---

① 鹅不吃草：鹅不食草。

② 摸：疑为"破"。

③ 白墡（shàn 善）土：白色黏土，即白垩。墡，白土。

为极细末，用绢包约龙眼核大，泡洗，日三。

神仙碧霞丹

铜绿两　当归二钱　没药二分，制　麝香二分　马牙硝五分

乳香五分，制　黄连末，二钱　片脑二分　白丁香二分

共研为极细末，熬黄连膏为丸如龙眼核大，用时将一丸凉
水化开，日点二次，六次效。

制炼丹药①

制炼阳丹法

用炉甘石，要拣其轻浮带淡天青色者为佳，不拘多少，先
行打碎烧过，再用银锅载住，一覆一仰，炼至极红，淬醋七次，
又再淬黄连水七次，然后将其炉甘石未烂者研幼②，以新鲜竹
筒入住，放在童子便缸内浸七七四十九日，取起再研极细，是
为阳丹。

制炼阴丹法

将炼过甘石四两，铜青七钱半，青盐二钱半，黄连末二钱
半，细辛末二钱半，薄荷八分，乳香制过一钱，没药制过一钱，
枯硼一钱五分，胆矾五分，雄黄七分，朱砂五分，牙硝五分，
海螵蛸七分火煅，白丁香五分，枯矾一钱，血竭五分，冰片少
许，麝香少许，姜粉七分漂过，除片、麝随时加减外，余药共
研至极细，用绢罗斗收，筛过，贮作罐内，勿令泄气，是谓
阴丹。

此阴丹药味配合阴阳动静，然至于加减之法，看其膜之厚

---

① 制炼丹药：原脱，据目录补。

② 幼：疑为"细"。

薄，翳之新旧。如年久翳膜厚者，加重阴丹，减轻阳丹；若初患其翳膜薄者，加重阳丹，减轻阴丹。此阴阳丹配合，为治外障百试百验之灵丹，诚济世之宝也。

清凉散 治一切热眼，阳症外障。

阳丹十匙　硼砂六厘　冰片三厘　麝香二厘

共合匀，点眼。

碧云丹 治一切风热眼外障。

用清凉散加铜绿三分，枯矾少许，点眼。亦能去翳膜。

七宝丹 能退翳，去老膜顽点。

琥珀　珍珠各三钱　珊瑚一钱半　玛瑙一钱半　硇砂五分　炉甘石制过，钱　硼砂五分　朱砂五分　蕤仁卅粒，去油　冰片一分　麝香一分

共细研，砑如尘埃，方入冰片、麝香、蕤仁三味，再研，绢斗罗过，罐内收贮。有患，夜间临卧以铜箸挑米大点于目，其翳自退。

拨云散

甘石炼过，二两　黄丹制过，二两　川乌一两五钱　犀角两　乳香　没药　青盐各二钱半　硼砂　血竭　轻粉各二钱　鹰屎二钱　蕤仁去壳，钱半　片脑五分　麝香五分

将前药如法精制，共研和匀极细，以磁罐收贮。若有翳膜者，以铜箸每夜临卧点眼，虽翳膜极厚者，亦能去也。

配合丹药

对交丹、四六丹，可除年久翳膜。若虚厚未坚实，不见人物者，可三日一次，其翳自消。

三七丹，施于年久眼，其翳不拘下生上，上生下，其翳膜

极厚者，二日点一次，则能除也。

二八丹，治三五年发歇，眼有红丝，略有疼痛痒涩，其翳带红白色者，可一夜一次点之，其翳自退。

九一丹，治眼时尝①发作，眼目生翳，或疼痛可点，若无疼痛，只用清凉散点之。若有淡翳如飞云雾者，用碧云丹点之。

有种冷眼，不受寒药，只用清凉散入些姜粉点之。

有种眼生翳膜，点诸丹药不能受纳，将鸡子槟榔②磨冷水，将鸡翎蘸点，亦能退翳去膜。

有种眼不用丹药，可将青盐及食盐火烧过，冷水调，鸡翎蘸点，能退膜除翳。

有种眼误被竹木及刺入眼，不得出者，可将葱捶烂敷之，或将五倍子捶碎敷之，其竹木刺自出。又或将蜣螂即喷③屎虫研碎敷之，其刺亦出。

古方歌括

酒调散归及麻苍，赤芍羌菊甘大黄，茺蔚桑螵共十味，暴风肿痛用之良。

酒煎散④内归芎芩，赤芍木通山栀仁，龙胆大黄郁金入，防风加上效如神。

酒调洗肝有黑参，知母大黄芩桔梗，栀子朴硝共七味，睛痛泪出用之痊。

---

① 尝：通"常"。
② 鸡子槟榔：即槟榔。《证类本草》卷十三："《图经》曰：槟榔，生南海，今岭外州郡皆有之……一房数百实，如鸡子状，皆有皮壳。肉满壳中，正白。"
③ 喷：原作"喷"，据《银海精微》卷下改。
④ 酒煎散：当指"郁金酒调散"，方在卷上"旋螺尖起"。

四顺当归与大黄，更兼甘草赤芍良，不拘疾眼经年久，一服教君便可康。

八正车前与瞿麦，蓄①芎滑石山栀仁，大黄木通同甘草，灯心竹叶效如神。

双解防风芍朴硝，麻荆甘桔大黄翘，芎归滑石薄荷术，栀与芩膏力更饶。

当归活血煎黄芪，加入麻黄苍薄宜，羌活川芎没药菊，熟黄荆芥任君施。

大黄甘菊当归散，更入黄芩芎薄加，壅肿血凝生赤翳，频频服药再连渣。

七宝洗心归芍良，黄连荆芥及麻黄，大黄栀子七般共，赤痛眼疼服可康。

九仙饮治眼通红，赤芍当归与木通，白芷黄芩甘草入，菊花荆芥与川芎。

治眼②散有密蒙花，归菊荆蝉栀子加，木贼防风甘草术，更兼赤白芍无差。

苍术散能止泪昏，夏枯香附贼甘群，蒺藜白芷芎防入，蝉蜕天蚕蔓子云。

修肝散有当归身，芩薄连翘栀子仁，甘草防风加蜜煎，肝虚目暗用之神。

泻肝散用大黄诚，桔梗黑参知母并，芩与朴硝连七味，眼痛暴发霎时平。

加味修肝散芥归，菊花羌活与甘藜，大黄桔薄连翘偶，赤

① 蓄：原作"匾"，据《银海精微》卷下改。
② 眼：原作"时"，据《银海精微》卷下改。

芎防风且莫违。

凉膈连翘栀子仁，大黄甘薄朴硝邻，芩连赤芍皆同煎，热毒服之化作尘。

茶调散内薄荷菊，羌活川芎荆芥睦，石决石膏甘草偕，防风木贼堪除毒。

眼中泪①出如何得，四物补肝加木贼，苍术防风白蒺藜，川芎羌草为良则。

明目细辛藁本芎，红花归蔓荆防风，生黄白茯麻根入，羌活蒙花共凑功。

救苦汤内翘桔辛，川芎羌活藁归身，柴知龙胆荆防草，连柏黄芩生地巡。

拨云甘菊及蝉蜕，白蒺川芎荆芥配，羌活防风桑白皮，扫除热翳真无对。

肝风冲眼泪昏蒙，羌活黄芪及抚芎，甘草蒺藜荆芥穗，细研为末用茶溶。

连翘散内有芩并，羌活菊花草决成，白蒺密蒙龙胆草，更兼甘草去羞明。

川芎羌活治头疼，藁本细辛白芷增，更有蔓荆防风佐，教君一服便安宁。

暖肝汤内有防风，茺蔚川芎甘藁同，五味细辛知母等，黄芩施治最多功。

修肝省味用当归，赤芍防风白蒺藜，蝉蜕大黄芎木贼，何愁风热与时违。

---

① 泪：原作"流"，据《银海精微》卷下改。

复明石决散和成，羌蔚①青葙甘蔓荆，木贼夏枯芎芷蒺，人参草决目增明。

羌活人参散独活，茯苓甘草桔芍悦，枳壳天麻地骨皮，芎与柴前功用阔。

洗心散内七般药，甘草当归同芍药，荆芥麻黄苍大黄，服之肿痛能除却。

退赤散中首大黄，黄连白芷当归详，蒺藜赤芍葱除白，泪出何愁白似汤。

小菊花汤只五味，蒺藜木贼同五味，共研羌活末调茶，专治羞明并涩泪。

防风汤内用蝉虫，草薄当归及抚芎，羌活大黄栀子入，热冲眼目并头风。

蝉花散内菊芩风，羌活山栀白蒺芎，木贼蔓荆决明草，谷精荆芥密蒙同。

省风汤内有羚羊，羌活黑参麻大黄，知母当归升桔梗，密蒙甘草是奇方。

补血当归熟地黄，芎车术芍芷辛防，菊花羌活甘苓桔，茺蔚蒺藜共大黄。

活血当归散木通，黄芩生地与川芎，蒺藜芍药山栀子，甘草菊花一路同。

破②血当归刘寄菊，玄明赤芍红苏木，黄芩归尾羌连翘，木贼与甘生地熟。

菩萨散中药五味，防风甘草蒺藜暨，芥苍和合治羞明，效

---

① 羌蔚：《银海精微》卷下作"茺蔚"。

② 破：原作"碗"，据《银海精微》卷下改。

卷之下

九三

若灵丹故名是。

明目流气牛蒡子，荆玄栀子细防风，大黄甘草再添入，眼涩通红痛不攻①。

蔓荆散内有黄芪，甘草人参赤芍宜，黄柏倍加将酒炒，昏蒙虚气最堪施。

川芎散内用茶调，白芷防风甘薄邀，更有细辛兼羌活，荆芩同煎力偏饶。

助阳补气兼和血，白芷防风归草悦，更有升柴与蔓荆，黄芪加上同煎啜。

省风百解芥参苓，甘草陈皮防霍②承，厚朴僵蚕蝉蜕入，川芎羌活更需蓴。

饮名散热用黄连，羌活防风生地联，更入归芩黄酒炒，肿痛暴发即时痊。

龙胆散中有菊花，川芎香附贼堪加，决明子入同甘草，冷泪迎风即刻瘥。

芎蒡散内用荆多，甘草菊花及薄荷，苍术一般米泔浸，研为细末任调和。

神仙退翳活甘归，又有蒙花荆贼藜，地骨括蒌蔓枳实，椒连蝉菊薄蛇皮。

当归龙胆升麻草，赤芍柴胡五味藁，羌活石膏黄柏同，芪连酒炒服之好。

洗心散治眼通红，羌活升麻草木通，栀子大黄赤芍药，黄芩五味凑防风。

---

① 痛不攻：《银海精微》卷下作"不来攻"。
② 霍：《银海精微》卷下作"藿"。

正偏头痛用清空，羌活川芎芩草同，柴共黄连将酒炒，细辛少许凑防风。

菊花茶调散川芎，荆芥细辛防草同，白芷薄荷羌活合，僵蚕蝉蜕治头风。

打扑①疹痘红花散，羌活升麻生地拣，甘草连翘赤芍同，大黄归尾用休晚。

小防风散山栀仁，羌活归身甘草因，赤芍大黄水煎服，小儿热毒用之神。

小承气用薄荷蝉，甘草防风羌活联，归杏天麻赤芍入，大黄一并水同煎。

菊花膏内大黄良，荆芥黄芩术草苍，羌活防风连作佐，细辛为末蜜调尝。

糖煎散内有龙胆，防己防风甘草揽，赤芍川芎荆芥归，服之奇效休加减。

蝉花无比茯苓名，羌活防风赤芍成，甘草归身兼草决，川芎苍术蒺藜平。

拨云退翳芩连清，龙胆菊花羌活荆，石决石膏甘白芷，防风草决大黄并。

密蒙花散菊花嘉，石决还添木贼夸，甘草蒺藜兼白芍，细研为末用清茶。

已②上古人屡试屡验之方，叠成歌括，学者熟诵，随手作效。

---

① 扑：原作"阳"，据《银海精微》卷下改。

② 已：通"以"。

药性便览

草类

黄芪 甘温，入脾胃，行气固表，血滞不行，宜用蜜炙，补中，益元气。

甘草 味甘，生用补脾胃，炙补三焦元气，泻阴火，养血。

人参 味甘苦，微凉，熟甘温，补肺中元气，益土生金，明目开心，益智，添精神，除烦渴，通血脉。

丹参 味苦色赤，入心与包络，破宿血，生新血，能治目赤。

玄参 味苦咸，色黑，入肾，能壮水以制火，散浮游火，益精明目。

白术 味苦燥湿，甘补脾，温和中，在血补血，在气补气，利小便。

苍术 味甘性温，燥胃强脾，除湿，能止目泪。

葳蕤 味甘平，润心肺，除烦渴，治风淫湿毒，目痛眦烂。

远志 味苦泄热，性温壮气，辛散郁，明目，利九窍。

石菖蒲 辛苦而温，补肝，开心孔，利九窍，除痰消积，明目。

牛膝 苦酸而平，温益肝，引诸药下行，能出竹木刺。

菊花 味甘苦，性平和，备四时之气，饱经霜露，得金水之精，能益金水二脏，又能制火，平木息风，降火除热，养目血，去翳膜。

五味子 性温，五味俱备，敛肺气，滋肾水，益气生精，补虚明目。

天门冬 甘苦大寒，入手太阴肺经气分，清金降火，益水滋肾，润燥消痰，止渴，利二便。

麦门冬 甘，微苦寒，清心润肺，行水生津，明目，血热妄行，经枯。

款冬花 辛温纯阳，泄热润肺，消痰明目。

旋覆花 咸能软坚，苦辛能下气行水，温能通脉络，入肺、大肠经，消痰结，去头目风。

桔梗 苦辛而平，色白属金，入肺泻热，兼入心、胃二经，提气血，表散风邪，清利头目，能退目赤。

半夏 能走能散，能燥能润，和胃健脾，补肝润肾，发表开郁。

天南星 味辛而苦，能治风散血，燥湿除痰，攻积补肝。

贝母 微寒，苦泻心火，辛散肺郁，润心肺，除烦热，止目眩。

括蒌仁 甘补肺，寒润下，降痰下气，清上焦郁火，涤胸中郁热。

天花粉 酸能生津，甘不伤胃，微苦寒，降火润肺，去胃热。

夏枯草 辛苦微寒，气禀纯阳，补肝血，缓肝火，解内热，目珠夜痛。

独活 辛苦微温，气缓善搜，入肾经气分，理伏风热，头痛目眩。

羌活 辛苦性温，气上升，入膀胱经，理游风，兼入肝肾气分，泄肝气，搜肝风，治风湿，患眼头疼。

防风 辛甘微温，升浮为阳，搜肝泻肺，散头目滞气，治上焦风邪，头痛目眩。

藁本 辛温，为太阳膀胱经风药，寒郁本经，头痛目眩，必用。

葛根　辛甘性平，轻阳①升发，入足阳明经，鼓胃气上行。

升麻　甘辛微苦，足阳明、太阴引经药，亦入手阳明、太阴，表散风邪，升发郁火，能升阳气于至阴之下，能除目赤。

细辛　辛温，散风邪头痛，散浮热，益肝胆，治风眼泪下。

柴胡　苦平微寒，气升为阳，主阳气下陷，引清气上行，宣畅气血，表散少阳、厥阴之邪热，治头眩目赤。

前胡　辛以畅肺，解风寒，甘以悦脾，散肝经及膀胱经之邪热，又能下气降火，小②儿疳气，有推陈致新之功，能明眼目。

麻黄　辛温微苦，入足太阳，兼走手少阴、阳明，又为肺家专药，调③血脉，通九窍，除头痛，去目赤。

荆芥　辛苦而温，芳香而散，入肝经气分，兼行血分，散风湿，清头目，并治目中黑花。

连翘　微寒升浮，形似心，苦入心，故入心与包络二经气分而兼泻火，又除三焦与胆经及大肠湿热，散诸经血凝气聚。

薄荷　辛能散，凉能清，搜肝气而抑肺盛，消散风热，清利头目，又治头风目疾。

木贼　温，微甘苦，升散火郁风湿，入足厥阴、少阳血分，益肝胆，治目疾，能退翳膜，止泪。

苍耳子　甘苦性温，散风湿，上通脑顶，下行足膝，外达皮肤，并治头痛目暗。

天麻　辛温，入肝经气分，益气，通血脉，治风湿，头旋

---

①　轻阳：《本草从新》卷二中作"轻扬"，义胜。
②　小：此上当有"治"字。
③　调：原脱，据《本草备要·草部》补。

眼黑。

当归 甘温和血，辛温散内寒，入心肝脾经，为血中气药，全用活血，身养血，尾破血，欲治血宜酒制，治痰宜姜汁制。

川芎 辛温升浮，为少阳引经药，又为血中气药，助清阳而开诸郁，润肝燥，补肝虚，上行头目，能止目泪。

赤白芍 苦酸微寒，入肝脾血分，泻肝火，和血脉，收阴气，敛逆气。

生地黄 甘苦大寒，入心肾，泻丙火，清燥金。

熟地黄 甘而微温，入手足少阴、厥阴经，滋肾水，生精血，明目。

牡丹皮 辛苦微寒，入手足少阴、厥阴，泄血中伏火，和血凉血生血，破积血，通经脉。

泽兰 苦泄热，甘和血，辛散郁，香舒脾，入足太阴、厥阴，通九窍，利关节，养血气，治目痛。

红花 辛苦甘温，入肝经，破瘀血，活新血，消肿止痛。

郁金 辛苦气寒，纯阴之品，其性轻扬，上行入心及包络，兼入肺经，凉心热，散肝郁，下气破血。

大黄 大苦大寒，入足太阴、手足阳明、厥阴血分，其性浮而不沉，其用走而不守，有推墙倒壁之功。

黄芩 苦入心，寒胜热，泻中焦实火，除脾家湿热，消痰，利水，解渴。

黄连 大苦大寒，入心，泄肺镇肝，凉血燥湿，开郁除烦，益肝胆，治目痛，明目。

胡黄连 苦寒，去心热，益肝胆，小儿惊疳良药。

苦参 苦燥湿，寒胜热，益精，补肝胆，利九窍，明目止泪。

知母　辛苦寒滑，上清肺金而泻火，下润肾燥而滋阴，入二经气分。

龙胆草　大苦大寒，沉阴下行，益肝胆而泻火，兼入膀胱、肾经，除下焦湿热，治赤睛努肉。

青黛　咸寒，色青泄肝，散五脏郁火，解中焦蕴蓄风热。

汉防己　大辛苦寒，太阳经药，能行十二经，通腠理，利九窍。

葶苈　辛苦大寒，属火性急，大能下气。

泽泻　甘淡微寒，入膀胱，利小便，有聪耳明目之功。

车前子　甘寒，清肺肝风热，渗膀胱湿热，利小便而下走，疗目赤障翳。草甘淡而寒，降心火，清肺热，利小肠。

瞿麦　苦寒，降心火，利小肠，逐膀胱邪热，消肿，明目去翳。

萹蓄　苦平，杀虫，利小便，治湿热。

地肤子　甘苦气寒，益精强阴，入膀胱，除虚热，利小便，治雀目。

肉苁蓉　甘咸，温，入肾经血分，补命门相火，峻补精血。

菟丝子　甘辛和平，凝正阳之气，入足三阴，强阴益精，祛风明目。

覆盆子　甘酸微温，益肾脏而固精，补肝虚而明目。取其叶，去蒂，捣为饼，用时酒拌蒸，叶绞汁，滴目中，出目弦虫，止泪。

蒺藜子　苦温补肾，辛温泄肺气而散肝风，益精明目。

白豆蔻　辛热，流行三焦，温暖脾胃，为肺主药，去白睛翳膜，目眦红筋。

香附　性平气香，味辛能散，微苦能降，微甘能和，乃血中气药，通行十二经、八脉气分，利三焦，解六郁。

牛蒡子　辛平，润肺解热，散结除风，利二便，行十二经，散肿。

射干　苦寒，有毒，能泄实火，火降则血散，肿消而痰结自解，利大肠，镇肝明目。

白头翁　苦坚肾，寒凉血，入阳明血分，治热毒，明目。

萆薢　甘苦性平，入足阳明、厥阴，祛风去湿，补肝虚，益精明目。

谷精草　辛温轻浮，上行阳明胃，兼入厥阴肝，明目退翳。

青葙子　味苦微寒，入厥阴，祛风热，镇肝明目，治青盲障翳。瞳子散大忌服。

决明子　甘苦咸平，入肝经，除风热，治一切目疾。

蓼实　辛温，温中明目。

木类

茯苓　甘温，益脾助阳，淡渗利窍除湿，色白入肺泻热，下通膀胱。

琥珀　其味甘淡，上行能使肺气下降而通膀胱，能明目除翳。

柏子仁　辛甘而润，其气清香，能透心肾而悦脾，滋肝明目。

肉桂　辛甘大热，气厚纯阳，入肝肾血分，补命门相火不足，从治目赤肿痛，又补劳明目。

桂心　苦入心，辛走血，益精明目。

枸杞子　甘平，润肺清肝，滋肾益气，去风明目。

地骨皮　甘淡而寒，降肺中伏火，泄肝肾虚热。

楮实子　甘寒，助阳起阴，补虚劳，明目。

桑白皮　甘辛而寒，泄肺火，利二便，利五脏关节，明目，燥湿，去风。

栀子　苦寒，轻飘象肺，色赤入心，泻心肺之邪热，使之屈曲下行，从小便出，又解三焦郁火，能治目赤。

黄柏　苦寒微辛，泄膀胱相火，补肾水不足，又治目赤。

槐实　苦寒纯阴，入肝经气分，疏风热，明目止泪。

蔓荆子　辛苦微寒，轻浮升散，入足太阳、阳明、厥阴经，搜风凉血，通利九窍，能治目赤，明目。

秦皮　苦寒，色青性涩，补肝胆，益肾以平木，能治目疾。

海桐皮　苦温，入血分，祛风去湿，治目赤。

蕤仁　甘温，入心肝脾三经，消风散热，治目赤肿痛，眦烂泪出。

川椒　辛热纯阳，入右肾命门，补火明目。

乳香　香窜入心，苦温补肾，辛温通十二经，去风活血，调气止痛。

没药　苦平，入十二经，散结气，通滞血，消肿定痛，治翳晕目赤。

冰片　辛温香窜，善走能散，先①入肺，传于心脾而透骨，通诸窍，散郁火，治目赤肤翳。

芦荟　大苦大寒，功专清热，凉肝明目。

芜荑　辛散满，苦杀虫，温燥湿，专治小儿惊疳。

荆沥　甘平，除风热，开经络，行气血。

竹沥　甘寒而滑，消风降火，润燥养血，益阴利窍，明目。

天竹黄　甘而微寒，凉心经，去风热，利窍，镇肝明目。

---

① 先：原字不清，据《本草备要·木部》补。

竹茹　甘而微寒，开胃土之郁，清肺金之燥，凉血除热，去赤脉。

谷类

黑大豆　甘寒色黑，属水似肾，故能补肾镇心，利水下气，明目。

胡麻　甘、平，补肺气，益肝肾，润五脏，填精髓，明目。

神曲　辛散气，甘调中，温开胃，化水谷，消积滞，治目病。

菜类

蔓菁子①　苦辛，泄热解毒，利水明目。

冬瓜子　寒泻热，甘益脾，利二便，补肝明目。

鱼类

青鱼胆　味苦无毒，点暗眼，消赤目肿痛，治一切障翳。

禽兽类

五灵脂　甘温纯阴，气味俱厚，入肝经血分，通利血脉。

夜明砂　辛寒，肝经血分药，活血消积，治目盲障翳。

猪肝　入肝经，补血明目。

猪胆　苦入心，寒胜热，滑润燥，泄肝胆之火，明目。

羊肝　苦寒色青，补肝明目。

羊胆　苦寒，点风泪眼，能除赤障白翳。

犀角　苦酸咸寒，凉心泻肝，清胃中火热，祛风利痰，辟邪解毒。

羚羊角　苦咸微寒，羊属火，惟羚羊属木，入足厥阴、手

---

①　蔓菁子：蔓荆子。

太阴、少阴经，目为肝窍，故能清肝明目去障。

鹿茸 甘温纯阳，生精补髓，养血助阳，治腰肾虚冷，目眩。

麝香 辛温香窜，开经络，通诸窍，透甲骨，暖水脏，治卒中诸风诸气，诸血诸痛，能除目翳。

熊胆 苦寒凉心，平肝明目。

兔屎 名望月砂，能杀虫明目，其肝又能泄肝热，明目。兔屎又能疗五疳，痘后眼生翳。

金石类

铜绿 酸平微毒，治眼中流泪。

丹砂 体阳性阴，味甘而凉，色赤属火，泻心经邪热，镇心清肝，明眼目。

空青 甘酸而寒，益肝明目。

石膏 甘辛而淡，体重而降，足阳明经大寒之药，色白入肺，兼入三焦，能清热降火。

滑石 滑利窍，淡渗湿，甘益气[①]，补脾胃，寒泄热降火，色白入肺，开腠理而发表。

朴硝 **芒硝** 辛能润燥，咸能软坚，苦能下泄，大寒能除热。

玄明粉 辛甘而冷，去胃中实热，荡肠中宿垢，润燥破结，消肿明目。

赤石脂 甘而温，故益气调中。

硼砂[②] 甘微咸凉，色白质轻，故除上焦胸膈之痰，去努

---

① 气：原字不清，据《本草备要·金石水土部》补。
② 硼砂："硼"原作"逄"，据《本草备要·金石水土部》改。

肉目翳。

硇砂　咸苦辛热、有毒，去目翳努肉。

磁石　辛咸、色黑属水，能引肺金之气入肾，补肾益精，明目。

炉甘石　性甘温，不入汤药，炼过研末点眼，能消肿，收湿除烂，退赤去翳，为目疾要药。

雄黄　辛温、有毒，得正阳之气，入肝经气分。

石蟹　寒，治青盲目翳，时行目疾。

白矾　酸咸而寒，性涩而收，燥湿除风，除痼热，疗风眼。

胆矾　酸涩辛寒，入少阳胆经，性敛而能上行。

青盐　甘咸而寒，入肾经，助水脏，平血热，治目痛赤涩。

食盐　咸甘辛寒，咸润下，故通①大小便，治血热目赤。

墨　辛温，飞丝入目，芒尘入目，浓磨点之，自愈。又有一种墨药，能退翳，去点膜。余制黑眼药常用此墨，价银四换。

医案四则②

医案其一

念昔道光年间，得异人传授眼科方法，但当时专究文艺③，未暇治斯业。余家姊适④本邑湖洲乡何族，于咸丰元年⑤偶往探望，谈寒温，姊曰：昔年禅师授汝眼科诸方，尚记得否？余曰：前蒙释师秘传眼科各法，不敢时刻稍忘，惟今不暇治此业

---

① 通：原字不清，据《本草备要·金石水土部》补。
② 医案四则：原缺，据目录补。
③ 文艺：科举制艺。
④ 适：出嫁。
⑤ 咸丰元年：1851 年。咸丰，清文宗年号。

耳。姊又曰：吾之婢女阿维适本村，因前月生下一子，数天其目忽然起点。曾往省城罗景云、李斗山诸名医辈及观音阁各寺院僧人，愈医而点愈多，其目愈不见，今已月余，人物不能辨，可否叫他来一看？余曰：不妨。须臾该婢阿维至，视之，论其症曰：因他产后去血过多，血室空虚，其热毒乘虚而袭入血室，偶感风寒，其热毒在血室中为风寒所遏，无路可出。肝藏血，即血室也。肝开窍于目，故其热毒上攻于目，所以眼起点而不见物也。后呈各先生之药方，余视之，曰：此症非方药可医，另有妙法可治。纵服人参百斤，点硇砂十两，亦奚能取效哉？况此隔靴搔痒之方乎？以余治法，不须服药点丹，只凭数点火，今日下手，明早其点自退，而即能复见天日。且要及早治之，若过百日，则成瞽矣。此时虽有龙木之精，孙思邈之巧，亦无如之何矣。但要褪尽其衣衫而治。因她年仅廿岁，闻要褪尽衣衫而能治，未免羞愧，故不肯就医，余亦告辞□返乡矣。越数日，特着人来请。余到，令觅妇女数人，将其衣衫褪尽露体，嘱诸妇人曰：她眼上有一点，其背上饭匙骨①左右必有红筋一条，长如粒米，细②若蛛丝。左眼有点，左边饭匙骨处有红筋；右眼有点，右边饭匙骨处有红筋；两眼俱有点，两边饭匙骨处俱有红筋。可细心寻搜，倘见此红筋，尽数以灯心火炮之，其点尽退，其目亦光明如旧也，不用服药点丹。余督令妇人依法治毕。是日，余姊又在家，在此盘旋一夜。越晨，有人奔报曰：阿维之眼，其点尽除，其目光明如故。须臾，他亦亲来叩谢。乡人颂余术之神，余曰：此捷小可之法也。但此症惟妇人有之，

---

① 饭匙骨：肩胛骨。
② 细：原作"幼"，据文义改。

男子则无也。又不独产后有之，即妇人行经，偶感风寒，经水不来，或遇行经，偶感风寒，经水适断，此亦热入血室也。或有谵语，以小柴胡汤治之，其效如神。如无谵语，则眼上必起点而不能视也。此症虽是热入血室，其背上无红筋，不用火炮，以小柴胡汤投之，立瘥。

医案其二

钦命广东粤海关部恒，其女十九岁，未出阁而有眼患。广州城之医眼先生多有经手调治，已经数月，未能获效。迨有朋友荐余诊视，见他面青黄而唇白，且两目色青如菜叶。虽未曾见过此症，吾师亦未尝言及，自己悟出其理。因前着人在打银炉验发疯，是好人则周身面目纯青，青者血也。盖人之血运行周身，所以夜视则青也，此症一定因闭经而起。余曰：小姐之病由，请大人听之。缘小姐别无他恙，《内经》云肝藏血，目得血而能视，又曰肝开窍于目，今小姐面色青黄，眼目纯青，一定经闭，而经水上注于目，故眼目全见肝色而不能视物。更兼身体羸瘦，不思饮食而多汗，盖汗者经血之源也。余以龙荟丸变汤加减治①之，大人以为是否？大人曰：余小女自受病数月以来，延医调治，不下数十辈，均未有能道出其病源者，故不能取效。今先生议论，能道破小女病源，请问先生能包医否？余曰：能。大人曰：若先生能医，实要多少谢金？余窃思之，此症虽奇，不过三五剂药则愈，滥取不可。曰：三十两银子则可。大人曰：若果小女全愈，就兑三十两银子俾②你便是，请先生发单。余终以龙荟丸加减治之，初服一剂，则经通而汗止。

---

① 治：原作"至"，据文义改。
② 俾：粤语"给"之义。

次日服第二剂，目上之青色渐退，颇能视物。第三剂，目上之青色退尽，尤能视物如旧。大人大喜，曰：先生真神医也。余曰：藉大人之福，今小姐之目疾已愈，余得以尽其术也。今小姐虽愈，还要埋丸一料，调其血气，方无后患。大人诺之，即兑银三十两交余，乃曰：感先生回春之手，俾小女不瞽其目，幸甚！事暇定送一扁①与先生。余亦望其送扁来，增光吾门也，不料言无多日，他接旨卸事回京，不暇念及此件。此是余之运滞也，其奈命何？

医案其三

蒋秋畲，新会县涯门之梅阁村人，在省长寿里住。其人平素无礼而劣迹，余常鄙之。于同治七年②正月，伊妻偶有眼疾，数次到余寓所求医，幸不晤面。余知，亦不肯往就。他亦陆续觅人医治，不效。迨二月中旬，余道经德星里，适值遇着，他云：内人有眼疾，医治罔效。前数次踵寓求兄，不获面③晤。今偶尔相逢，请到舍诊视。余亦却之曰：余有紧急事进城，俟办完事，定必到来。则别之而去。余本非忘记，乃故意数月不就，且不经由此街。他向与各寺院僧人往来，见我不到，无论僧俗人等，凡称医眼者，必延之医治，均不能取效。迨余八月初十日偶经他店门首，亦故意不入。他见余，则追前来挽留，曰：必请到舍看看内人之目若何？余曰：前因有要事忘记了，今已数月，尊阃④之目尚未全愈耶？他曰：正为未愈。余只得随他入铺。他云：内人之目患已服药百余剂，点丹药亦不少也，

① 扁：同"匾"。
② 同治七年：1868 年。同治，清穆宗年号。
③ 面：原作"而"，据文义改。
④ 阃（kǔn捆）：对他人妻室之称。

不觉用银百余两，尚未见效。随呈各药方，果有百余，余逐一视之，无一合路者。余曰：若如此，请尊阃出来一看。他住眷在铺尾，随引余入看，见他二眼铺密白点，但其点是凹者，此白陷鱼鳞症也，前医不识症，误以为▨

校注后记

一、作者及成书

作者邓雄勋（1825—?），字捷卿，晚清广东南海人。生于1825年或稍晚，卒年不详。其自序及正文中均题为邓雄勋，仅《眼科启明》稿本封面上写有"眼科启明稿本，南海邓鸿勋著"等数字及中山图书馆该书索引编号，其书体与全书内容书写的书法风格不符，显系藏书单位装订时后加封面时新题。郭强认为广州话"雄"与"鸿"同音，应属封面题写者误写，不足为凭。（郭强.1949年以前岭南中医喉科眼科文献整理研究［D］.广州中医药大学博士论文，2012.）其自序题于清光绪十一年（1885），谓"余今年将耳顺"，可知作者其时年近六十（1885），故推知其生年当为1825年或稍晚，卒年不详。自序中言及其父早年曾命其习医，从而粗明医理。之后其姊眼患疳伤，延医服药甚多，两载不愈，幸得一僧人治愈，遂拜之为师，于读书之余，旁及医学，以《内经》《难经》《伤寒论》、陈修园先生之书等为基础，可知作者对中医经典著作和陈修园医书等有一定研究，并不完全局限于眼科。作者鉴于僧人虽授以眼科内外障治法，但仅有法而无书，故晚年将其师所传之法，分条著述，并博采群书妙术妙方，汇成一书，题为《眼科启明》。从其医案可知，邓氏曾在广州一带行医有年，颇有声名。

二、版本考辨

《眼科启明》清光绪十一年作者稿本为国内现存孤本，上下二卷，共二册，藏广东省中山图书馆，每册首页和末页盖有

"广东省中山图书馆图书"方形阳文楷体印章，全书 117 页，楷书单页 10 行，每行字数不一，满行 25 字，属未刊誊清稿本。经查多种目录学工具书和实地考察，未见与本书有关的其他古代版本，该书近年收入广东省立中山图书馆的《三编清代稿钞本》第 127 册，为前者的影印本。全书是一部以《银海精微》为基础改编的眼科著作，故选清同治六年（1867）周亮节《银海精微》校正醉耕堂本为主校本。

三、学术源流及特色

全书共二卷，其卷上为五轮八廓、经脉、七情、内外障、选药用方、治法等眼科理论及大眦赤脉传睛等以外障为主的 48 证，卷下为小儿疳伤论，小儿眼证、目暗生花等以内障为主的 24 证（但正文缺小儿雀目到早晨疼痛 10 证，实为 14 证），以及诸方、丹药制炼、方歌、药性、医案等。全书较为全面地阐述了眼病理论及证治方药，兼述古方歌括、药性便览，并附医案治验。

1.《眼科启明》与《银海精微》学术源流关系

书中很多内容与《银海精微》有关，特别是病症及方药主要承袭《银海精微》的内容，但文字有所精简和改编，多篇眼论、药性、医案等内容或新撰、或改编、或增补、或新署标题，使其眼科五轮八廓理论和辨证选方用药一气呵成，较《银海精微》更具条理，更便于阅读，内容更为简明，不再显得程式化，属于一部以《银海精微》为基础改编的眼科著作。为便于更好地了解二书的学术源流关系，特制定下表。

《眼科启明》与《银海精微》学术源流关系比较表

眼科启明	银海精微	二者学术源流关系
五轮论	五轮八廓总论	有一定联系，但文字不同
五轮图式	五轮八廓总论	有一定联系，但文字不同
八廓论	八廓之图	有联系，文字及格式有较大不同
六腑所属	八廓之图中六腑	对象相同，文字有增补
五行生克	八廓之图中五行生克	二者相同，新列标题
五脏表里	八廓之图中五脏表里	二者相同，新列标题
手足三阴三阳经	三阴三阳经	内容相同
七情说	七情	内容相同，标题补字
五液说	八廓之图	内容相同，新列标题
五经五味五色	八廓之图	新列标题，多五色内容
眼科总论		新撰，学术主张鲜明
外障说		新撰，学术主张鲜明
内障说		新撰，学术主张鲜明
五轮诗		新撰，颇有特色
八廓诗	八廓之图	二者有一定联系
见症用药	五脏要论	个别字句有改编，前部文字有补充
见症用方	审症应验口诀和审证秘论	基本相同
以方治病	五脏要论诸方	开篇及结尾文字有补充，个别字句有改编
经脉交传	辨眼经脉交传病症论	篇末文字有改编
临症法则	辨眼经脉交传病症论中看眼法、察翳法	前部大部分文字系新撰，提出眼科以望问二字为提纲
用药次第	眼科用药次第法	稍有改编，篇末文字有增补

眼科启明	银海精微	二者学术源流关系
病症	病症	全部出《银海精微》，病症共 72 种，共删减 9 症，病症名称中将左赤传右和右赤传左归为赤传左右，睑停瘀血改为胞睑停瘀，能远视不能近视在目录中易为远近异视，大患后生翳改为大热病后生翳；同时病症编排顺序稍有调整，删改了原病症中的问答形式，病症内容改为先述症状，后述病因。更重要的是病症、病因病机的文字描述有较大改编和精简
病症附方	病症附方	基本上出于《银海精微》，增补方有：天行赤眼的人参败毒散；风牵出睑的泻黄散，胞睑偷针的泻胃汤、芎皮散及枯矾、生南星等外治法，黄膜下垂的泻脾饮，漏眼脓血的疏风清肝汤，充风泪出的补肝散、菊花散、又方、苍术止泪散，被物撞破的酒调散，撞刺生翳的竹木刺入目二首单验方，飞尘入目的数首民间疗法，胎风赤烂的生四物汤、熊丹膏、一字散、真金散共四方，小儿疳积数方。个别方剂药物组成有变化，如两睑粘睛的神清散药物较原方减少川乌、石膏等，伤寒热病外障的明目细辛汤去白茯苓加白蒺藜，小儿疳伤的百草丹等。未用小眦赤脉传睛的驻景丸等三方，黑翳如珠原有的三首方等
手术及针灸	"用夹法""开金针法"及全部针灸疗法，以及努肉扳睛的钩割剪烙法，鸡冠蚬肉症的烙法，两睑粘睛症的夹法，胞肉胶凝症的镰法、烙法等手术方法	未用原书的全部手术方法，诚如其序言所说惟"针灸刀割之法，余未之学也"
小儿疳伤论	小儿疳伤	有较多改编补充

眼科启明	银海精微	二者学术源流关系
治症诸方	眼科诸方	先后顺序有调整，方剂有一定增补，方名及药物有改编调整。增加的方剂一些交代了出处，如局方、东垣等，另有多首不明出处，如多首眼热方等。个别方剂名称或药物稍有变化，如九子连环进天门丸等。将原《银海精微》"丹药合论"中的数首丹方调入此类
制炼丹药	丹药合论、合丹日切要法	内容先后有调整，篇首的制炼阳丹法有较多增补改编，制炼阴丹法中药物有较多删减及内容的改编，丹方中删去了珍珠散、灵妙应痛膏等方及其后的卷云丹等方，篇末用法有增补
配合丹药	丹药合论	文字有精简
古方歌括	金针眼科经验方药诗括	文字有改编
药性便览	药性论	按草、木、谷、菜等重新进行分类，重编药性和药物功效，其药物顺序及内容多节录于《本草备要》
医案	原无	2案完整，1案残

2.《眼科启明》的学术思想特色

《银海精微》是古代中医眼科学中一部学术价值较高，影响较大的重要专著，后世与之有关的眼科文献不少，如藏江西省图书馆，清·吴嘉祥撰《眼科新新集》，该书现存清光绪三十一年（1905）南乡上宇村懋德堂刊本；藏中国中医科学院图书馆，清乾隆五十八年曾天元抄《眼科家传》；藏中国中医科学院图书馆，张笔生抄录《九峰张氏梦花馆眼科宝鉴》；藏中国科学院图书馆的《唐孙真人眼科》抄本；藏浙江中医药研究院图书馆的《眼科秘书》抄本等。它们尽管作者、抄录者和年代不同，但书中的内容完全出于《银海精微》，只能视为《银海精微》流传的不同版本。晚清邓雄勋所著《眼科启明》，是一部既源于《银海精微》，以它为基础，作者又对它进行了一定改编和补充的文献。

（1）承袭《银海精微》的特色

《眼科启明》既立足于《银海精微》，首先就具有《银海精微》本来所具有的主要特色，诸如从五脏立论，充分重视和运用"五轮八廓"学说及眼科轮脏相关理论，对外障病症的认识较为全面准确，病症多据主证命名，生动形象，症状描述较为细致，方剂的组方用药实用有效，对眼科专科药物的药性功效进行了总结，专题论述眼科的看眼法、察翳法、辨别泪液等检查诊断和辨证方法，注重病症之间的鉴别诊断等基本特点。仅因为作者"针灸刀割之法，余未之学也"，从而删去了相关内容，使其在外治手术和针灸方面丧失了《银海精微》本来所具有的特色。

（2）《眼科启明》的学术思想和特色

《眼科启明》通过书中内容的调整，补充章节标题等改编，纠正了《银海精微》原来体例杂乱的缺点。更为重要的是，通过作者对内容和文字的增补，特别是它在眼科理论方面提出的一些新的见解，使其学术思想和特色非常鲜明，在古代眼科著作中，尤其是在与《银海精微》有关的多种著作中，属于学术特色特别突出者之一。

作者在新撰的"眼科总论"一节中提出"凡眼目致病之由，必肝经血海有所窒碍，而逆于各脏腑，见症在五轮上分辨。若肝经营卫调和，奚能致病哉？"这种将眼病的病因病机归于肝经气血窒碍，从而影响五脏六腑，强调应在五轮上进行分辨的见解，是在目属于肝的基础上前进了一大步，眼目与肝的关系本为人所共知，但作者并不像其他文献那样只是泛泛地将其归结于肝了事，而是从肝藏血，主疏泄，开窍于目，与气血的关系最为密切的理论基础出发，在这一基础上明确提出了肝经气血的窒碍是目病要害的观点，点中了眼科病机的症结。书中进而提出"所以凡审理目患外障，必从肝经打点，内障必从肾经打点，皆以调气活血为根本，妙在临症施治，随机用药，则投无不效矣"。进一步认为审理目病外障，必从肝经着眼，内障必从肾经着手，皆以调气活血为根本，从而与前述"肝经血海有所窒碍"相呼应，在前述认识上进一步深入，明确提出了更为关键的以调气活血作为眼科治法中根本大法的重要理论认识，显示出作者具有的眼科理论修养和临床功底。

其后作者在"外障说"一节中谓"故凡眼病外障，必在肝经打点，以调荣养卫为根本"，卫属气，荣属血，意在调理气血，从病症的角度论述气血问题，与前述眼科气血瘀滞的理论主张相联系。同时在"内障说"一节中，进一步深入论述说"其致病之由，皆缘人之肝肾二经有所窒碍，偶为喜、怒、忧、思、悲、恐、惊七情之气所伤而成病。故凡有目患，看其五轮上无物碍睛，而视物朦胧，则曰此内障也，乃肝肾二经受病。必诊脉然后知兼属何经，纵其兼经受病，则按经施治。大凡施治内障，必向肝肾二经打点，大法以滋肾养肝为根本。然内障以肝肾为主，而间有命门火缺而成者，又不可不知。若专斯道而知此法，则投无不效矣"。如此则补充完善了前述内障属肾的提法，进而提出内障与肝肾二经及命门有关，内障症状以视物朦胧为主的特点，其病机也是从肝肾二经窒碍着眼，治法在主张调气活血的同时，强调以滋肾养肝为内障治法根本，同时注意到必要时需温补命火，示人以眼科内外障的辨证治疗大法和要领。

书中调气活血的理论主张在眼科病症治疗中也有所体现，如暴露赤眼生翳症中强调"治法必调气理血为本……或服大黄当归散疏通血气"。胞肉生疮所用没药散，血翳包睛症所用修肝活血汤、破血红花散，胞睑偷针症的通睛散，红霞映日症中修肝散治肝气不顺，不赤而痛症的透红匀气散等，也可能正是在《银海精微》这些理气活血的方剂基础上升华总结提出了前述创新理论。

早在《灵枢·口问》就有"目者，宗脉之所聚也"的认识。眼部脉络丰富，眼部病症中，各个部位皆多出血及外伤病症，特别是内障病症，视力的恢复，除了滋补肝肾之外，理气活血是一个常用的重要治法，行气和血之法在《银海精微》已见论及，如"气结则调顺之……气结者用明目流气饮、黄芪汤之类"，"如久病血滞风甚，用当归活血煎、神清散、没药散、卷云汤，发歇无时用生地黄散、破血红花散"，"宜行气之药，青皮、黄芪、香附，兼以风药佐之；血滞者宜调血，赤芍、归尾、鼠粘"。

此书将理气活血作为眼科治疗的重要法则进一步清晰。作者较早认识及此，具有重要的学术价值和意义。古代眼科医家中，仅清代同一时期刘松岩的《目科捷径》列有"气血凝滞论"，在理论上明确强调外，其他提出这一鲜明学术观点者罕见，医家多是在病症的治疗中运用理气活血、活血化瘀的治法，如《原机启微》的川芎行经散、除风益损汤，《审视瑶函》的退赤散、归芍红花散、坠血明目饮、加味四物汤等，傅仁宇是在"开导之后宜补论"论及血于眼目"少有亏滞，目病生焉"，但这与《眼科启明》旗帜鲜明的学术主张不能同日而语。作者既在眼论中提出这一见解，又在病症中多有临床运用就更属难能可贵。

作者在"临症法则"一节中提出"内科以望闻问切四字为提纲，而眼科以望、问二字为提纲"，主张眼科诊断要特别重视望诊和问诊，这是符合眼科临床实际的，眼科外障病症多表现于外，故首重望诊，眼科内障病症古代难以查见，主要根据病人的自觉症状得以了解，故需详细询问了解，其主张深得眼科诊断要领。

因此，《眼科启明》是一部较《银海精微》内容更为清晰简明，学术特色更为鲜明的眼科著作。

方名索引

总 书 目

医 经

基础理论

伤寒金匮

本　草

方　书

医便

卫生编

袖珍方

仁术便览

古方汇精

圣济总录

众妙仙方

李氏医鉴

医方丛话

医方约说

医方便览

乾坤生意

悬袖便方

救急易方

程氏释方

集古良方

摄生总论

摄生秘剖

辨症良方

活人心法（朱权）

卫生家宝方

见心斋药录

寿世简便集

医方大成论

医方考绳愆

鸡峰普济方

饲鹤亭集方

临症经验方

思济堂方书

济世碎金方

揣摩有得集

呕斋急应奇方

乾坤生意秘韫

简易普济良方

内外验方秘传

名方类证医书大全

新编南北经验医方大成

临证综合

医级

医悟

丹台玉案

玉机辨症

古今医诗

本草权度

弄丸心法

医林绳墨

医学碎金

医学粹精

医宗备要

医宗宝镜

医宗撮精

医经小学

医垒元戎

证治要义

松厓医径

扁鹊心书

素仙简要

IV